病気にならない生き方③ 若返り編

●

新谷弘実

SB
サンマーク
文庫

体には、あなたの生きざまが刻まれています。

プロローグ

いつまでも若々しくありたいというのは、男女を問わずすべての人の願いです。

まったく身のまわりのことにかまっていないように見える男性でも、「私は年だからもういいの」と興味がないようなことをいっている女性でも、みんな内心では「若々しくありたい」と望んでいます。

もちろん私も、若々しくありたいとつねに思っています。

一九三五（昭和十）年生まれの私は、現在満七十二歳ですが、おかげさまで多くの方に実年齢より若々しいといっていただいています。

ちょっと自慢させていただければ、若い女性から「先生はどうして私よりも肌がみずみずしいのですか？」と聞かれることもしばしばです。

そこで本書では、私の若さの秘訣をあますところなくご紹介したいと思います。

私が提唱する若返り法には、外科手術も医薬品も、美容器具もいっさい必要ありません。

誰もがいますぐに実行できるものばかりです。

しかも、胃腸内視鏡外科医である私が絶対の自信をもってお勧めする、もっとも安全で、もっとも効果の高い若返り法です。

私の提唱する若返り法の最大の特徴は、体と心の両方に働きかけるという点にあります。

どんなに体によいことをしても、心が老け込んでいたのでは、体の内側から輝くような「若々しさ」はけっして得られません。同じように、どんなに心が若くても、不摂生ばかりしていたのでは、体は確実に老化していきます。

なぜ人間は老けていくのか？

なぜ同じ年齢なのに若く見える人と老けて見える人がいるのか？

そもそも、老化とは何なのか？

私の考えをひと言でいいましょう。

「老化とは、エンザイムパワーが衰えることである」

「エンザイム（酵素）」というのは本シリーズの読者の方にはおなじみの言葉だと思いますが、生物の細胞内で作られるタンパク質性の触媒の総称です。体内における物質の合成や分解、消化、排出、解毒など、およそ生命を維持するために必要な活動には、すべてエンザイムが関与しています。このエンザイムの力、エンザイムパワーが衰えると老化がいっそう進むと、私は考えているのです。

では、老化を防ぐにはどうすればよいのでしょうか。

かんたんにいうと、**体が酸化しないような食生活を送り、エンザイムパワーが質の面でも量の面でも消耗しない生き方をしていくこと**に尽きます。そして、エンザイムパワーが高まるような生き方をしていくのです。

医学的にいえば、肉体の老化は、ある程度は避けられないことです。

でも、必要以上に老化することは、防ぐことができます。

さらにいえば、必要以上に老けすぎた体を、年齢にふさわしい状態に若返らせることもできます。

そして、私のいう「年齢相応」というのは、みなさんが一般的に思っている年相応よりずっと若々しいものです。

この世には、実年齢より若々しい人などいません。いるのは、実年齢にふさわしい人と、実年齢より老けてしまっている人だけです。

どういうことかわかりますか?

つまり、あなたが想像しうるもっとも若々しい人の姿が、実年齢にふさわしい姿だということです。「あの人はどうしてあんなに若々しいのだろう」、そのうらやむほどの若々しさが、あなた本来の姿だということです。

人間の心と体は、切っても切れない関係にあります。

体によいことだけをしても、心によいことだけをしても、本当の若さは手に入りません。体にとっての若返り法と、心を若返らせること、その両方を行うことで、人は本当の若々しさを得ることができるのです。

ぜひ、この若返り法を実践し、あなた本来の若さ、あなた本来の美しさ、あなた本来の活動力を取り戻していただきたいと思います。

病気にならない生き方③　若返り編　目次

第2章　みずみずしい体を取り戻す方法

第3章　エンザイムパワーを高める生き方

第4章 心が若返れば、体も若返る

編集協力……板垣晴己、株式会社ぷれす

第1章

「若く見える人」と「老けて見える人」の違い

夫に先立たれた女性が若々しくなるのはなぜ？

人が若々しくありたいと願うのは、じつは生き物としてごく当たり前のことです。

それは本能のなせるわざといっても過言ではないでしょう。

さて、ここで質問です。

女性が若々しく変化するときと、男性が若々しくなるとき、じつはこの二つには共通する部分と相反する部分があるのですが、それは何だかわかりますか？

女性は離婚したり、夫に先立たれたりすると、若々しくなるのです。

一方、男性は、若い恋人ができたり、若い女性と結婚したりすると、若々しくなります。

もちろんすべての人がそうだといっているわけではありません。でも、実感としてそのように感じるのは、私だけではないでしょう。

ここで興味深いのは、両方ともに「愛情」が関係しているのに、若々しくなる要因はまったく逆だということです。もちろん、なかには心から愛する人が亡くなったストレスでボディ・エンザイム（体内酵素）が消耗し、老けてしまう人もいますが、離婚した女性や夫に先立たれた女性がみるみるうちに若く美しくなっていくというのは、世の男性なら誰もが気づいていることだと思います。

では、なぜ女性は愛する人を失うと若々しくなるのでしょうか。

じつは、新しい恋人を魅了するためなのです。

（こんなことをいうと、気分を害される方もいるかもしれませんが、あくまでも生物学的に見た「たとえ話」なので、気を悪くしないで読んでください）

女性の体というのは、子供を産むようにできています。そして男性の体は、自分の子供を産んでくれる女性を守るようにできています。そのため、本能的に女性は庇護(ひご)されることを望み、男性は庇護することを望むのです。

ですから、庇護してくれる男性を失った女性は、新しく庇護してくれる男性を得るために、自らの魅力を最大限に発揮するようになり、男性は庇護する女性ができたときに、自らの魅力を最大限に発揮するようになるのです。

これが、夫を失った女性が若々しく美しくなり、若い妻をめとった男性が元気になるカラクリではないかと私は考えています。

恋をすると男性も女性も若々しく美しくなるのは、こうした本能的な力によって体内のエンザイムパワーが高まっているからです。

ですから、若返りたいと思うなら、恋をするのはとても効果的な方法の一つです。

でも、恋をしなくても同じくらい、いえ、それ以上にエンザイムパワーを高めることができる力を私たちの心はもっています。それは、夢を叶(かな)えたい、誰かの役に立ちたい、こうした「強いモチベーション」をもつことです。

これは、動物にはない、人間だけに与えられた力です。

人は誰でも健康で長生きしたいと思っています。

同じように、人は誰でも若々しくありたいと願っているのです。

それは本能でもあるのですが、もう一歩踏み込んで、長生きして何がしたいのか、若々しくあることで何ができるのか、ぜひ考えてみていただきたいと思います。

なぜなら、それを考えることが、もっともエンザイムパワーを高める心の力、つまりモチベーションをあなたに与えることになるからです。

あなたはなぜ若々しくありたいのでしょうか？

私が若々しくありたいのは、予防医学を社会に根付かせたいという強いモチベーションがあるからです。できればあと三十年、私は現役の医師として、社会に貢献したいと考えています。

いくら私の健康法が体にいいといっても、私自身がヨボヨボのシワくちゃでは誰も共感してくれないでしょう。私が若々しくあることは、予防医学のすばらしさを理解してもらうためにとても大切なことなのです。

肌を見れば、腸の年齢もわかる

私は初診でも、患者さんの顔を見ただけで、その人の腸相がよいか悪いかわかります。

なぜなら、**実年齢より老けて見える人は、腸相もよくない**ということを経験的に知っているからです。

じつは、腸相と人相は密接な相関関係にあります。

人相のよい人は腸相もよく、腸相の悪い人は人相もよくありません。

誤解のないようにいっておきますが、ここでいう「人相」というのは、器量のよしあしではありません。皮膚の状態や顔色、表情や瞳の輝きなどのことです。

多くの人は、年をとればそれだけ肉体も衰えていくのだから、老けて見えるのは仕方のないことだと思っています。

でも、どの程度の衰えが「仕方ない」といえる範囲のものなのでしょう。

たしかに、年齢を重ねれば肉体は衰えます。いくら若く見える人でも、七十歳を過ぎているのに二十代に見えるという人はいません。それでも、五十代か六十代にしか見えない「若く見える人」はいます。その一方で、八十代か九十代に見えてしまう「老けて見える人」もいます。

私たちが漠然と抱いている「年相応」という感覚もあまり当てになるものではありません。それは、身近な人と比べたり、経験と照らし合わせたりしているだけの曖昧なものだからです。「これが年相応の衰えです」という基準など、どこにもないのです。もしかしたら、五十代に見える若々しい姿が、七十歳の本来あるべき姿かもしれないのです。

では、「若く見える人」と「老けて見える人」では、何が違うのでしょう。

私たちが人を見て「若い」と判断する最大のポイントは、「皮膚」にあります。張りのあるみずみずしい素肌は、若さの象徴ですし、いつまでも若々しくありたいと望む女性がもっとも気にするのもシミやシワ、たるみといった皮膚の衰えです。

腸相と人相が密接な相関関係にあるという理由もここにあります。**腸相が悪化したとき、外から見える部分で、もっとも大きく変化するのは、じつは「肌」なのです。**

女性はご存じだと思いますが、便秘状態が続くと、ニキビや肌荒れといった肌のトラブルが生じます。

では、なぜ便秘をすると肌のトラブルが生じるのでしょう。

腸は食べ物を消化吸収する器官です。腸が健康であれば、必要な栄養素はきちんと吸収され、不必要な食べ物のカスや腸内で生じた毒素は便として排出されます。

しかし、便秘をしていると、こうした毒素の排出がきちんとできなくなってしまいます。その結果、腸内にたまった毒素は出口を求めて腸壁から血管へと流れ、血管を通して全身をめぐることになるのです。そして、最終的に皮膚の汗腺から体外へ出るのですが、その際に、皮膚にダメージを与えてしまいます。これが便秘によって生じるさまざまな肌のトラブルのカラクリです。

つまり、便秘によって起きる肌のトラブルの原因は、腸内にたまった毒素なのです。

こうした便秘と肌荒れの関係は、腸と肌の密接な関係をとてもよく物語っています。

アトピー性皮膚炎も、アレルゲンの多くは食べ物であり、腸の免疫機能を高めると皮膚炎が治まることはよく知られています。

腸トラブルを抱えている人の肌には、必ず何らかのシグナルが表れています。同様に、外的な要因ではない肌のトラブルを抱えている人は、腸に何らかの問題があります。

年齢以上に老けて見える人というのは、腸が年齢以上に衰えていることを示しているのです。

百歳を超えて長生きする人の腸相は？

腸が年齢以上に老けてしまうと、その人の寿命は短くなります。

腸相のよしあしが寿命と密接に関係しているというと、腸相は年齢を経るごとに少しずつ悪くなっていき、最終的にはガチガチにかたくなって死を迎えるように思われるかもしれませんが、実際にはそうではありません。

もちろん、腸相が悪化し、病気になり亡くなる方もいますし、そういう人の腸相はけっしてよくはありません。ところが、天寿をまっとうして老衰で亡くなる方は、意外ときれいな腸相をしているのです。

私は高齢者の腸もたくさん診ていますが、面白いもので、腸相のすごく悪い方というのはだいたい八十五歳くらいまでで、最高でも九十歳くらいまでしかいらっしゃいません。百歳を過ぎた方で腸相がすごく悪いという症例には、まだ出合ったことがないのです。**私が診た最高齢の腸は百五歳の方のものでしたが、やわらかくきれいな腸相をしていました。**

九十歳以上になると、腸相の悪い方がほとんどいなくなるというのは、とても興味深いデータだと思います。なぜなら、腸相の悪い方の寿命の限界が、そこに示されていると考えられるからです。

現在の医学では、人間の寿命の限界は百二十歳程度だといわれています。そして、百歳以上の、長生きしている方というのはみな、総体的にきれいな腸をしています。つまり、彼らは、腸がきれいだからこそ、長生きができていたということです。

前著『病気にならない生き方② 実践編』の中で、九十歳まで長生きする愛煙家がいるのはなぜかというお話をしました。その説明として、「九十歳というと一般的には長生きとされるが、たばこを吸っていなければその人はもっと長生きできたはずだ」と述べました。何か一つでも健康被害を与えるような食習慣、生活習慣を続けている人の寿命の限界点がそこにあるのかもしれません。

でも、九十歳まで生きられれば充分だから、自分は好きなものを好きなだけ食べるし、お酒もたばこもやめないでいいや、とは間違っても思わないでください。

食習慣にしても生活習慣にしても、たとえ同じことを同じようにしても、体が受けるダメージは、一人ひとり違います。

たとえば、私は潰瘍性大腸炎やクローン病の発病には、これまでの臨床経験や患者の「食歴」データから、乳製品、とくに牛乳の過剰摂取が関わっていると確信していますが、どのくらいの量の乳製品を摂ったら発病に至るのかということはいえません。なぜなら個人差がとても大きいからです。

たばこを吸う人がすべて肺ガンになるわけではないように、週に二〜三回、牛乳をコップ一杯飲んだだけで発病してしまう人もいれば、毎日一リットル飲んでも発病しない人もいるでしょう。個人差というのは、それほど大きなものです。

個人差はあっても、エンザイムを消耗するような食習慣、生活習慣を続けていれば、体がダメージを受けるのは確実です。

若い人でも、腸に負担をかける食事を続け、エンザイムを消耗するような生活をしていると、腸の老化は進んでしまいます。実年齢は三十歳なのに、腸年齢は七十代ということだってありうるのです。

それでも、若いうちはミラクル・エンザイム（エンザイムの原型ともいうべきもの）のリカバリー能力が高いので、目に見えるような老化現象は表れないでしょう。

しかし、中年を過ぎ、ＳＯＤ（スーパー・オキシド・ディスムターゼ）などの抗酸化エンザイムの生産量が低下してくると、腸の老化はそのときを待っていたとばかりに進行し、老化が一気に全身へと広がっていきます。そうならないためにも、普段から腸を健康な状態に保つよう心がけることが大切なのです。

病気も老化も原因は腸相の悪化と関係している

最近は、さまざまなアンチエイジング法が注目されています。そのなかには、シワになった部分にヒアルロン酸を注入したり、シワをできにくくするボトックス注射をしたりするなど、ただ老化の部分的な結果に対処するだけの方法も少なくありません。

しかし、病気の治療もそうですが、原因を無視して結果だけに対処しても、本当の意味でのアンチエイジングになるとは思えません。

老化の原因そのものを取り除くことこそが、本当のアンチエイジングではないでしょうか。

老化を進めている最大の要因は「酸化」だと私は考えています。つまり、酸化によって細胞がダメージを受け、正常な細胞として再生できなくなった状態、それが老化だと考えているのです。

体内に酸化物質が侵入、または発生したとき、それによって細胞がダメージを受けないように守ってくれるのは、さまざまな抗酸化物質、とくにSODに代表されるエンザイムです。ですから、**エンザイムの体内保有量が多ければ多いほど、体は酸化しにくい、つまり老化しにくい**といえます。

エンザイムの体内保有量を多い状態に維持するもっともよい方法が、腸相をきれいに保つ食事と生活習慣を守ることです。

腸相が悪化すると、腸内で発生した毒素を分解するために大量のエンザイムが消費されるため、エンザイムの体内保有量が減少し、抗酸化能力そのものが低下してしまうからです。

さらに腸は、善玉の腸内細菌により多くのエンザイムを作り出し、私たちの健康維持を助けてくれている大切な常在菌が数多く住んでいる場所でもあります。その腸内の環境が悪化すると、常在菌も善玉菌優位から悪玉菌優位へと変化するため、生産されるエンザイムのパワーが著しく低下してしまいます。

さらに、腸相の悪化はもう一つの理由で老化をより促します。

それは免疫機能の低下です。

腸は人体最大の免疫器官です。腸は、体に害があるものが入ってくると、どんな臓器よりも素早く反応し、その情報を免疫システムに伝達し、それが腸内であれば下痢を起こさせ、毒素を体外へと排出し、ほかの部分であれば、免疫細胞を送り、異物の排除にあたらせます。

ウイルスなど外部から侵入した異物から体を守ってくれるのが白血球、なかでもガン細胞すら食い殺してくれる免疫細胞として知られるNK細胞（ナチュラル・キラー細胞）や、マクロファージ、T細胞、B細胞といった「リンパ球」は、その六〇～七〇％が、じつは腸内に存在しているのです。つまり腸は、全身を網羅する免疫システムの司令塔の役目を担っているのです。

腸は、脳の支配下に位置しない不思議な臓器です。

脳死状態になったとき、人工呼吸器をつけなければ心肺機能は止まってしまいますが、腸は脳からの指令が届かなくても、食べ物が入ってくれば栄養分を吸収し、不要なものは排出するという自らの機能をきちんと果たします。

また、私たちの体は、交感神経と副交感神経という二種類の自律神経が、交互に支配することでバランスをとっていますが、脳や心臓、肺といった臓器が、緊張・興奮状態のときに優位になる交感神経支配下で活発に働くのに対し、胃腸は副交感神経が優位になったとき、つまり、寝ているあいだやリラックスしているときに活発に働きます。

体調が悪くなったときに、体を横たえ休みたくなるのは、体を副交感神経優位に切り替え、免疫システムがスムーズに働ける環境を作り出すためと考えられます。

しかし、いくら体が腸の指令に従う態勢をとっても、司令塔からの指示自体が乱れれば、免疫システムはその機能を充分に果たすことはできなくなります。

腸の健康が損なわれると、全身の健康が損なわれるのはこのためです。

腸相の悪化は、エンザイムの体内保有量を減らすだけでなく、新たなエンザイムの生産能力も低下させ、さらに免疫機能をも低下させてしまうというわけです。

免疫機能とエンザイムパワーは、このように相関関係にあります。老化が進むと同時に病気になりやすくなるのは、両者の原因がともに腸相の悪化に根ざしているからと考えられるのです。

「老化を促進する食べ物」はこれだ

きれいな腸相を保つには、前著で詳しく述べた「七つの健康法」を継続して行うことが理想です。

具体的には、「正しい食事」「よい水」「正しい排泄（はいせつ）」「正しい呼吸」「適度な運動」「上手な休息・睡眠」「笑いと幸福感」となります。これらをすべて行うことで相乗効果がもたらされるので、七つすべてを同時に行うことが本当は大切です。しかし、患者さんのなかには、「とても七つすべてを一度には改善できない。どこから手をつければいいですか」と尋ねる方もいらっしゃいます。

そうしたときには、私は、「まず食事と水から改めてください」と答えることにしています。

これまでの著書でも繰り返し述べてきましたが、**私たちの体は、口から入ってきたものを原材料に、毎日少しずつ新陳代謝することで「生まれ変わって」います。**ですから、「よい生まれ変わり」ができるかどうかは、口から入る「食事」と「水」にかかっているといっても過言ではないのです。

多くの人は、食べ物の栄養価やカロリーしか気にしませんが、それでは老化を食い止めることはできません。いつまでも若々しくありたいと望むなら、腸が若々しくいられるような食事を心がけることが必要です。

では、どのような食べ物が老化を促進させ、どのような食べ物が老化を防ぐのでしょうか。

まず老化を進める食べ物から見ていきましょう。

第一にあげられるのは、「酸化した食べ物」です。酸化した食べ物は、体内でフリーラジカル（活性酸素）を大量に生み出し、細胞を傷つけるうえ、その解毒のために大量のエンザイムを消耗させてしまいます。

リンゴやジャガイモの皮をむいて放置しておくと、表面が茶色くなります。

これは、表面が空気中の酸素に触れて酸化したことを示しています。

食べ物は空気に触れている時間が長ければ長いほど酸化が進みます。古くなった食べ物や、作ってから時間のたった料理は酸化が進んでいるのでなるべく避けるようにしましょう。調理するときは、野菜やお肉もできるだけカットしていないものを購入し、食べる直前にカットするようにすると酸化を最小限に抑えることができます。

そして、気をつけてほしいのが、最初から酸化してしまっている食材です。搾った油はその代表といえます。製造される段階で、すでに酸化してしまっているので、使用を最小限にとどめてほしい食材です。

次にあげられるのは、「動物食」です。

動物食のなかでもとくに「肉」は、老化を早める食べ物といえるでしょう。日本では長いあいだ、肉を食べないとスタミナがつかない、肉を食べなければ体が大きくならないといわれてきましたが、はたして本当でしょうか。

肉食が多くなって日本人の体格が立派になったのは事実です。しかし、これには別の理由が関わっています。それは、動物性タンパク質を多く摂ると成長スピードが速くなるということです。

つまり、肉を食べたこと自体で体が大きくなったのではなく、たまたま成長期に動物性タンパク質を多く摂るようになったので、成長期に成長するスピードが速くなり、結果的に体が大きくなったということなのです。

結果は同じに見えますが、体の中で生じていることは、まったく違う意味をもっています。成長スピードが速いというのは、必ずしもいいことではありません。なぜなら、**「成長スピードが速い」ということは、ある一定の年齢を過ぎれば、「老化スピードが速い」ということになるからです。**

老化が若いうちから急速に進む先天性遺伝子疾患に「プロジェリア症候群」という難病があります。この病気の人は、子供の身長のまま老化していきます。成長スピード（＝老化スピード）があまりにも速すぎて、体が成長期にならないうちに老化してしまうからです。

また、肉に含まれる脂肪は、人間の体温ではうまく溶けることができないため、血液をドロドロにしてしまうというデメリットもあります。

私たちが普段食べている牛や豚、鶏の体温は、人間より高い三八・五～四〇度です。彼らの脂肪は、そうした温度でもっとも安定するようになっているため、三七度というそれより体温の低い人間の体内では、ベタッと固まってしまうのです。この脂のベタつきが血液をドロドロにしてしまうのです。

血液の流れが悪いと、栄養が細胞の隅々にまで充分に行き渡らないため、細胞の新陳代謝を阻害することになり、老化を促進させてしまいます。

「酸化した食べ物」と「動物食（とくに肉類）」、この二つは老化を促進させる食べ物だということをしっかりと頭に入れておきましょう。

植物食がもち肌を作り、動物食がさめ肌を作る

少し前まで、日本人の肌は美しいことで世界的にも有名でした。陶磁器のようにキメが細かく、西洋人の肌とは比べものにならない、といわれていたのです。しかしそれも、過去の栄光になりつつあるのが現実です。

日本人の美しい肌は、なぜ失われてしまったのでしょう。

日本人の肌が早くから衰えるようになってしまったのは、食生活の変化が原因です。

私は講演会のときなどに、自分の肌を会場にいる若い女性に実際に触ってもらい、彼女らの肌と比べてもらうというパフォーマンスをたまに行います。私の実践している健康法が皮膚の老化をどれほど食い止める効果があるのか、実感してもらいたいからです。

自分でいうのも少し気恥ずかしいのですが、私の肌は七十代とは思えない張りとみずみずしさを保っています。同年代の男性に見られがちな、老人性のシミなどもありません。

私の肌のやわらかさに「何をつけているのですか」「どこのエステに行かれているのですか」と尋ねる人もいますが、私は自分の健康法以外、何も特別な手入れはしていません。

腸をきれいに保ち、よい水を充分に飲んでいさえすれば、皮膚の老化を防ぐことは充分可能なのです。

日本人が美しい肌、とくに「もち肌」といわれる弾力と張りを兼ね備えた肌をもっていたのは、日本にもち肌を作るような食文化が根付いていたからです。**多くの日本人がもち肌を失ってしまったのは、日本古来の食文化が失われたためなのです。**

では、どのような食文化がもち肌を作っていたのでしょう。

それは、「穀物を主体とした植物食中心の食事」です。

日本人の伝統的な食事とは、玄米と他の穀物を主食に、みそ汁、おかずは野菜や海藻の煮物に魚が少々、というものです。戦後の高度成長期にこうした食事は、見た目の地味さが嫌われ、ステーキやハンバーグといった華美な欧米食にその地位を奪われてしまいました。

しかし、穀物を主体とした植物食中心の食事は、日本人のみならずすべての人間の腸にとって理想的な食事です。

そのことを世界中の人が認めるきっかけとなったのが、一九七七年にアメリカで発表された「マクガバン・レポート」でした。それには、人間にとってもっとも理想的な食事は、元禄時代以前の日本の食事だと述べられていたのです。

元禄時代以前の日本食の主食は、白米ではなく玄米、つまり未精白のお米です。玄米はでんぷん質、糖質のほかにも、食物繊維やビタミン、ミネラル、そしてエンザイムも豊富に含んでいます。こうした良質の炭水化物は、非常に効率よく消化吸収されるので、タンパク質や脂肪を消化吸収した際にできやすい毒素を生み出す心配がありません。それに食物繊維が豊富なので、便秘を解消させ、老廃物や毒素が排出されやすくなります。

さらに、**白米では失われてしまう胚芽(はいが)の部分には「フィチン酸」という残留農薬の排泄を促す成分が含まれています。**残念なことですが、多くの穀物・野菜の生産には農薬が使われているのが現状です。体の中に入ってしまった農薬を素早く排泄するためにも、主食は玄米で摂ることが望ましいのです。

そして、日本人にとっての日本食の本当の価値は、たんに健康食ということだけにはとどまりません。日本民族が千何百年にもわたって受け継いできた「伝統食」というのは、日本人の体にもっとも適した食事なのです。

食べ物を処理する能力には、人それぞれ違いがありますが、それに加えて、遺伝的な能力の差というものもあります。たとえば、ヨーロッパの人々のように何千年も肉食を続けてきた民族と、日本人のように千何百年も植物食中心の食事をしてきた民族では、動物性タンパク質や脂肪に対する抵抗力に大きな差があるということです。

ごくかんたんにいえば、遺伝的に動物食を処理する能力の高い欧米人に対しても大きな健康被害をもたらすいまの欧米食を、遺伝的に動物食に対する抵抗力の低い日本人が続けていれば、健康被害もより大きなものになる危険性が高いということです。

日本人の体にもっとも適しているのは日本食です。植物食中心の食文化が日本に戻ったとき、日本人の肌はふたたび、世界がうらやむもち肌になることでしょう。

アトキンス・ダイエットは腸相を悪化させる

でんぷん質を多く含む炭水化物は太りやすいので、ダイエットのためにはできるだけ炭水化物を抜いたほうがいいという人がいますが、六か月間以上、炭水化物抜きの食事を続けていると腸相は確実に悪化していきます。

アメリカでは、「アトキンス・ダイエット」というローカーボ・ダイエット（低炭水化物ダイエット）が人気を博したことがあります。**私は、アトキンス・ダイエットを実践している人の腸を数多く診ましたが、どれも腸相はよくありませんでした。**とくに、このダイエット法を一年以上続けているという人の腸はかたく、内腔（ないくう）も狭く、なかには腸の左右に憩室（けいしつ）（臓器の壁面が拡張し、小さなこぶ状の部屋ができたもの）ができるなど、危険なほど悪化しているケースもありました。

このダイエットを考案したロバート・C・アトキンス博士とは、一時期オフィスが近かったこともあったので、思いきって、「あなたのダイエット法は間違っています。炭水化物を極端に減らした食事は腸相を悪化させ、健康を害する危険性があります。その事実を確認するためにも、一度、あなたの患者さんの腸相を見に私のところへ来てください」と、はっきり忠告もしました。

そのとき彼は、「そんなことはありえない」と認めてくれませんでした。

その彼も、その後、心筋梗塞を患って体調を崩し、二〇〇三年四月に七十二歳の若さで亡くなってしまいました。そして、彼のダイエット法を否定している私は、昨年七十二歳の誕生日を健康体で迎えました。

どちらの食事法が健康な体を作るのか、結果がおのずと物語ってくれているのではないでしょうか。

炭水化物を摂らないアトキンス・ダイエットでやせるのは、インシュリンが出なくなった糖尿病患者がやせていくのと同じ原理です。

通常、私たちの体は炭水化物を摂ることによって血糖値が上がり、それが膵臓を刺激し、インシュリンが分泌されます。インシュリンは体の細胞の細胞膜に働きかけ、血液の中の糖を細胞内に取り入れるのを促すホルモンです。糖尿病は、膵臓の働きが悪くなり、インシュリンの分泌が衰えたり、出なくなってしまったりする病気です。

インシュリンが出なくなると、血液中の糖を細胞が取り込めなくなってしまうため、体は飢餓状態になります。飢餓状態になった体は、エネルギーを得るために、脂肪を分解し、エネルギーに変えようとします。糖尿病患者がやせるのはこのためです。

問題は、こうした脂肪代謝の過程で「ケトン体」という強力な酸化物質が作り出されるということです。ケトン体は尿や汗、呼気などからも排泄されますが、その人の排泄能力を上回るほどのケトン体ができてしまうと、本来弱アルカリ性であるべき血液を酸性に傾けてしまいます。そして、ひどい場合には「ケトアシドーシス（酸血症）」という、命に関わる深刻な症状を引き起こす危険性もあるのです。

ケトアシドーシスに至らないまでも、「酸化＝老化」だということがわかっていれば、このダイエットがけっして体にいいものではないことがおわかりいただけるでしょう。

ですからアトキンス・ダイエットは、余分な脂肪を燃焼させてやせさせるというよりも、体がタンパク質を多く摂ることで酸性化し、脂肪や筋肉、そして臓器にもダメージを与えることでやせさせているのだといえます。

アトキンス・ダイエットの実践者には、偏頭痛や筋肉の痙攣、下痢などの症状が表れることが多いのですが、これはエネルギー不足になった体が発しているSOS信号なのです。

アトキンス・ダイエットのもう一つの問題は、動物性タンパク質と脂質の摂取量をまったく制限していないことです。

タンパク質をたくさん食べても太らないのは、過剰に摂取されたタンパク質は体に吸収されることなく排泄されてしまうからです。食べても太らないならいいじゃないか、と思うかもしれませんが、それはとんでもない間違いです。

なぜなら、過剰なタンパク質は、そのまま排泄されるわけではなく、一度アミノ酸に分解され、そのアミノ酸がさらに分解されて尿として排泄されなければならないからです。

分解に多くのエンザイムがムダに使われるのはいうまでもありませんが、アミノ酸を分解する際に、生体では尿素や尿酸、焦性(しょうせい)ブドウ酸といった体に有害なさまざまな酸が生じるため、血液を酸性にしてしまうのです。酸化した血液は、カルシウムで中和しなければならず、骨や歯などからカルシウムが奪われていきます。また、充分な水分を摂っていない人は、尿が濃くなりすぎ腎臓にも大きなダメージを与えることになります。

さらに問題なのは、タンパク質は便のもとにならないということです。アトキンス・ダイエットでは野菜を多めに摂るように指導しているようですが、食物繊維を豊富に含む良質な炭水化物を摂らないと、充分な量の便を作ることはできません。充分な量の便ができないと、胃腸の流れが悪くなるので、腸相は悪化していきます。

また、脂肪の摂取を制限しないアトキンス・ダイエットでは、動物性脂肪の摂りすぎによって血液がドロドロになり、酸素や栄養を全身にきちんと送れなくなってしまいます。

充分な栄養と酸素が行き渡らなければ、細胞内のミトコンドリアが働かなくなるため、細胞はきちんとした新陳代謝ができず、体中のさまざまな場所で老化現象を引き起こします。

やせることと健康になることとは、同義ではありません。体重がいくら落ちても、内臓がぼろぼろに老化してしまったのでは意味がありません。

健康的にやせたいと思うなら、玄米や未精白の雑穀など、良質な炭水化物を主体とした植物食と水をきちんと摂ることが必要です。アトキンス・ダイエットのように急激な減量は望めませんが、体に負担をかけないばかりか、胃腸をきれいにしながら、健康的にやせることができます。

内臓脂肪型肥満と皮下脂肪型肥満の違いとは？

少し前までは、ダイエットに関心を寄せるのは若い女性と相場が決まっていました。ところが、最近は、ダイエットに真剣に取り組む中高年の男性が激増しています。

その背景には、「メタボリックシンドローム」という言葉の定着と、それに対する恐怖感があるようです。

メタボリックシンドロームとは、ごくかんたんにいうと、内臓脂肪型肥満に加え、高血糖・高血圧・高脂血症のうち二つ以上の合併が見られる、動脈硬化になりやすい状態のことをいいます。

これは、一九九八年にＷＨＯ（世界保健機関）が「メタボリックシンドローム（代謝症候群）」という名称と、その診断基準を発表したことから、世界中に知られるようになりました。現在、日本で診断基準とされているのは、二〇〇五年に日本内科学会などが発表した、次のようなものです。

①おへそまわりの太さが、男性は八五cm以上、女性は九〇cm以上。
②空腹時血糖一一〇mg／dℓ以上。
③収縮期血圧一三〇ミリHg以上か拡張期血圧八五ミリHg以上のいずれか、またはいずれも満たすもの。
④血清中性脂肪一五〇mg／dℓ以上か、血清HDLコレステロール値四〇mg／dℓ未満のいずれか、またはいずれも満たすもの。
①に加え、②から④のうち二項目以上当てはまるもの。

メタボリックシンドロームの最大の特徴は、同じ肥満でも、皮下脂肪型の肥満ではなく、内臓脂肪型の肥満の人に見られるということです。

人間の体は、摂取カロリーが消費カロリーを上回ると、余分なものを脂肪として蓄積するようになっています。その脂肪には、皮膚のすぐ下につく「皮下脂肪」と、内臓のまわりにつく「内臓脂肪」の二種類があります。

皮下脂肪型肥満の特徴は、脂肪のついた部分が比較的やわらかく、指でつまむことができることです。中年女性などに多い、三段腹と呼ばれる太り方は、皮下脂肪型の肥満といえます。

一方、内臓脂肪型肥満は、文字どおり内臓のまわり、もう少し詳しくいうと、おなかまわりの筋肉（腹筋）と内臓の間に脂肪がつくので、おなかだけがぽっこり出ているのが特徴です。内臓脂肪は指でつまむことができないので、ぽっこりとしたおなかは、触るとかたい感じがします。中年男性に多い太鼓腹といわれる太り方が、内臓脂肪型肥満の典型的なものです。

なぜ「内臓脂肪型肥満」に限定して注意を促しているのかというと、高血糖、高血圧、そして高脂血症を併発している人に、内臓脂肪型肥満の人が圧倒的に多かったからです。

これらの症状は、単独でもかなり健康リスクが高いものですが、併発することによって、動脈硬化などのよりハイリスクな症状へと移行してしまいます。そこで深刻な事態になる前に、予備軍を見つけ出す基準として、メタボリックシンドロームに対し、警鐘が鳴らされるようになったのです。

たしかに、**私の臨床経験からいっても、内臓脂肪型肥満の人と、皮下脂肪型肥満の人では、明らかに腸相が異なります。**

すべてではありませんが、皮下脂肪型肥満の人のなかには、やわらかくきれいな腸相をしている人も、じつはたくさんいます。つまり、皮下脂肪型肥満の人のなかには、健康な人もいるということです。しかし、内臓脂肪型肥満の人の腸相は、例外なくよくありません。内臓脂肪型肥満は確実に健康被害をもたらすのです。

内臓脂肪がたくさんついている人の腸は、腸管自体が厚くかたくなり、憩室も多く見られます。外見は太っているようには見えないのに、じつは内臓脂肪がたくさんついてしまっている「隠れ肥満」と呼ばれる人もいますが、内臓脂肪がついている腸は、コロノスコープを使っているとき、腸が重く感じられるので、私にはすぐにわかります。

このように、皮下脂肪と内臓脂肪では、腸相に与える影響がまったく違います。そして、それは、そのまま健康に与える影響でもあるのです。

動物性脂肪の過剰摂取が内臓脂肪を作る

内臓脂肪が、健康に悪影響を与えることはわかりました。

では、なぜ内臓脂肪型肥満になる人と皮下脂肪型肥満になる人がいるのでしょう。

じつは、現代医学では、内臓脂肪も皮下脂肪も、どちらもエネルギーの過剰摂取、つまり食べすぎと運動不足によって生じるとされており、違いを生み出している原因はわかっていません。

つまり、どうすると皮下脂肪がつき、どうすると内臓脂肪がつくのか、わかっていないのです。

そのため、メタボリックシンドロームの改善策も、「食事制限」と「運動」という、ごく一般的なダイエット法の指導しかなされていないのが現状です。

一応、内臓脂肪が、筋肉を使用する際のエネルギー源になりやすいという理由から、一般的に見て筋肉量の少ない女性よりは筋肉量の多い男性のほうがつきやすいとはいわれていますが、これはあくまでも相対的な比較であって、女性にも内臓脂肪型肥満の人はたくさんいます。

それに、メタボリックシンドロームの基準には該当しなくても、内臓脂肪の多い隠れ肥満の人の多くは、運動不足で筋肉量の少ない人です。

こうしたことからも、必ずしも筋肉量が多いと内臓脂肪がつきやすいとはいいきれないと私は考えています。

では、内臓脂肪を作り出しているものは何なのでしょう。

内臓脂肪も皮下脂肪も、原材料は私たちの日々の食事です。そこで私は、内臓脂肪が多い人と、皮下脂肪の多い人の食歴を比較してみることにしました。すると、とても顕著な違いが表れたのです。

それは、動物性脂肪の摂取量の違いでした。**内臓脂肪が多くついている人の多くは、脂ののった肉や脂肪分の多い乳製品を多量に摂っていることがわかったのです。**

皮下脂肪型肥満で油ものが好きな人もいますが、そういう人はどちらかというと、植物由来の油を使ったものを多く摂っていました。極端な例でいえば、ラードで揚げたトンカツを好む人は内臓脂肪がたまりやすく、ゴマ油で揚げた天ぷらを好む人は皮下脂肪がたまりやすいということです。

なぜ動物性脂肪を多く摂ると内臓脂肪がつくのか、そのメカニズムはわかりません。ただ、動物性脂肪のなかでも、魚の油よりも肉や乳製品に含まれる脂肪を多く摂る人に内臓脂肪が見られることから、牛、豚、鶏といった人間の体温より高い体温をもつ動物の脂が内臓脂肪の生成に関係している可能性が高いと考えられます。

人間の体が余剰カロリーを皮下脂肪として蓄えるのは、飢餓に対する備えです。食べ物がすぐに得られないとき、水がすぐに飲めないとき、脂肪がエネルギーと水を体に供給するのです。

脂肪が水を供給するというと驚かれるかもしれませんが、渇きに強い動物として砂漠で活躍するラクダのコブの中に詰まっているのが脂であることを考えれば、脂肪がいざというとき、水の供給に役立つことがおわかりいただけると思います。

皮下脂肪がエネルギーと水の貯蔵庫であるなら、内臓脂肪は何のために内臓につくのでしょうか。

これはあくまでも私の考える可能性の一つですが、内臓脂肪は、動物性脂肪の過食によってさまざまなダメージを受けている腸を守る「緩衝材」としてつくのかもしれません。

動物性の脂肪やタンパク質を多く摂っている人というのは、食事から摂れるエンザイムが少ないうえ、消化吸収や体内で発生する毒素を分解するために大量のエンザイムを消費します。そのため、ミラクル・エンザイムの保有量が、どうしても少なくなります。同時に、腸内環境の悪化は、炎症性の微生物の増加を招き、腸の粘膜はその刺激を受けて、多くのヒスタミンや活性酸素が生成され、刺激に過敏なアレルギー状態を引き起こします。

つまり、動物性タンパク質、動物性脂肪の過剰摂取で全体的にかたく、内腔が狭く、長さも短く、そして過敏になっている腸を外的刺激から守るために、内臓脂肪がつくのではないか、ということです。

内臓脂肪がつくメカニズムは、まだわかっていません。

私がここで述べたことも、医学的には仮説にすぎません。しかし、三十年以上にわたる食歴調査と、私自身の臨床経験から、動物性脂肪を多く摂っている人に内臓脂肪の多い人が見られる傾向が強いことはまぎれもない事実です。

研究者の方にはぜひ、こうした事実を研究課題に加え、内臓脂肪生成のメカニズムを解き明かしていただきたいと思います。

フォアグラの正体は過栄養性の脂肪肝

内臓脂肪が生成される要因として、もう一つ私が危険視しているのが「アルコール」です。

アルコールの摂りすぎが、肝臓を「脂肪肝」に変えてしまうことはよく知られています。

「脂肪肝」というのは、肝臓に脂肪が蓄積された状態のことです。

肝臓は、腸で吸収した栄養素をいったん蓄え、体が使いやすい形に作り替えて全身に送るという働きをしているとても大切な臓器です。

たとえば、タンパク質は腸でアミノ酸に分解・吸収され肝臓に送られます。肝臓はそのアミノ酸を、人間の体に合ったタンパク質に再合成して全身へと送り出します。

同じように、腸で脂肪酸に分解・吸収された脂肪は、肝臓でコレステロールやリン脂質、中性脂肪などに作り替えられてから全身に送られます。

こうした働きをするため、健康な肝臓でも、三〜五％の脂肪が絶えず存在しています。しかし、肝臓の機能が低下したり、食べすぎによって大量の栄養素が肝臓に流れ込む状態が続いたりすると、需要と供給のバランスが崩れ、肝臓に脂肪がたまっていくことになります。こうして肝臓に脂肪がたまった状態が脂肪肝です。一般的には、脂肪が肝臓の三〇％以上を占めるようになると脂肪肝と診断されます。

過栄養性の脂肪肝の典型は、フランス料理などで使われる高級食材のフォアグラです。フォアグラは、必要以上にエサを与えることで作られた、ガチョウまたは鴨の脂肪肝です。普通の鶏レバーを思い出していただければ、脂肪肝がいかに多くの脂肪細胞を含んでいるかおわかりいただけるでしょう。

脂肪肝の原因には、このように肥満を原因とする「過栄養性」のほかに、アルコールの摂りすぎによる「アルコール性」の脂肪肝があります。

アルコールの摂りすぎによって脂肪肝ができるメカニズムは、食べすぎの場合とは少し違います。

アルコールは腸でも吸収されますが、その二〇%はすでに胃で吸収されます。胃から肝臓に送られたアルコールは、いったん毒性の強いアセトアルデヒドという物質に分解されます。人体に有害なアセトアルデヒドは、さらにエンザイムの働きによって酢酸に分解され、最終的には水と炭酸ガスにまで分解され、体外に排泄されます。

しかし、こうした分解は、アルコールが一度肝臓を通過するだけで完璧に終わるわけではありません。分解しきれなかったアルコールやアセトアルデヒドは、完全に分解されるまで何度も体中をめぐるのです。こうしてアルコールが体の中をめぐっている状態が、いわゆる「酔っ払った」状態です。そして、アセトアルデヒドがなかなか分解できず体内に長く残ると、毒素によって吐き気や頭痛が生じます。これが「二日酔い」の正体です。

アルコールの分解にはいくつもの段階が必要ですが、そのたびにエンザイムが消費されるので、大量のエンザイムが消耗されます。それだけではありません。分解の過程でたくさんの活性酸素が発生するので、それを解毒するためにもさらに多くのエンザイムが使われます。

このとき充分なエンザイムが体内にあれば、それほど問題はないのですが、アルコールの過剰摂取が続いている人などは、もともとエンザイムが不足した状態にあるので、活性酸素による被害を防ぎきれなくなります。その結果、肝臓の細胞が活性酸素により破壊され、肝臓に隙間ができてしまいます。

すると肝臓は、できてしまった空間をふさぐために、もっとも手近な「脂肪」を用います。つまり、アルコール分解過程で発生する毒素による肝細胞破壊と、脂肪による損傷箇所の補塡、これを繰り返していった結果が、アルコール性脂肪肝なのです。これと同じことは、他の薬物の長期大量摂取によっても起こります。

酒は「若さと引き替え」の一杯と心得よ

以上のような理由から、「動物食」と「アルコール」の摂りすぎこそ、内臓脂肪を増加させ、老化を促進させる元凶だと私は考えています。

現在、メタボリックシンドロームと診断された方の一般的な治療法は、「カロリーを低めに抑えたバランスのいい食事」と「運動」です。たしかに、内臓脂肪は、運動で落とすことができますが、新たな内臓脂肪がつかないようにするためには、食事指導にもう少し工夫が必要だと思います。

たんにカロリーを抑え、栄養バランスを考えるというのではなく、さまざまな食べ物が体にどのような影響を与えるのか、もっと臨床結果に注目した判断を下し、内臓脂肪に変わりやすい食べ物の摂取を控えるべきだと思います。

現代の栄養学では、タンパク質は動物性のものでも植物性のものでも、その「由来」は完全に無視されています。しかし、私の臨床データによれば、両者はまったく違った影響を体に与えることがわかっているのです。

ですから私は、内臓脂肪の多い患者さんには、まず真っ先にすべきこととして、動物食をできるだけ減らすよう指導しています。どんなに多くても肉は少量を月に一〜二回、魚は脂肪の質が違うので週に二回ぐらいなら食べても大丈夫ですが、できるだけタンパク質は豆類などの植物由来のものから摂るようにしていただきます。

そして次に、腸相を改善するために、玄米に雑穀を混ぜた穀物を主食に、野菜、海藻、果物を副食として摂る食事をするようにしてもらいます。このとき、血液やリンパ、胃腸など体内の流れをよくするためにも、充分な水も忘れずに飲んでいただくようにします。

この方法を実践すると、たんに内臓脂肪が減少するだけでなく、三か月から半年ほどで、腸相は見違えるほどよくなります。

体はつねにベストの状態を目指して、少しでもよくなろうと努力をしてくれています。それを妨害しているのは、じつは私たちの「欲」なのです。おいしいものを食べたい、もっとたくさん食べたい、もっとお酒を飲みたい、そうした欲が、エンザイムを浪費し、内臓に過度の負担を強いているのです。

さらに、アルコールに関しては、動物食以上の節制が必要です。

よく「酒は百薬の長」などという人がいますが、これは大きな間違いです。お酒は体にとっては百害あって一利なし、とくにお酒に弱い人は要注意です。

普段お酒を一滴も飲まない私は、以前、フロリダのゴルフ場で、間違ってアルコールを少量含む飲み物を飲んで倒れてしまったことがあります。

その日はとても暑い日で、ハーフラウンドを終えてクラブハウスに戻ったときには、体はかなり脱水していました。そこで、何か飲み物を飲もうと、バーへ行きました。

いっしょにコースを回っていた妻は「ピナコラーダ」という、フルーツジュースの中にちょっとだけアルコールの入った飲み物を注文しました。私は、アルコールがまったくダメなので、アルコールの入らないピナコラーダ、「ヴァージン・ピナコラーダ」を注文しました。

欧米はレディファーストが常識なので、きっと妻のピナコラーダを先に作り、よく容器を洗わずに私のヴァージン・ピナコラーダを作ったのでしょう。私のグラスにもアルコールがほんの少し入ってしまっていたのです。

一口飲んですぐにアルコールが入っていることがわかったので、それ以上は飲みませんでしたが、もう後の祭りです。ものの一分か二分で私の血圧は上がり、心拍数が上がっていくのがわかりました。そのときは、飲んだのが少量だったことが幸いし、クラブハウスのソファで横になって休んだだけで大事には至りませんでしたが、改めてアルコールの毒性の強さを実感した出来事でした。

それは本当に少量のアルコールだったのだと思います。妻やバーテンダーは私の飲んだピナコラーダを自分たちも飲んで確かめましたが、まったくアルコール分が感じられなかったというのです。

私のような例は極端かもしれませんが、人によってアルコールに大きな毒性があることは、知っておいていただきたいと思います。なぜなら、じつは日本人の五〇%は、きちんとアルコールを分解できる酵素をもっていないといわれているからです。

それなのにそこそこお酒を飲める人がいるのは、前著でも述べましたが、エンザイムには、よく使われる部分に配備されやすくなるという性質があるからです。

最初はお酒に弱かった人も、飲みつづけていると結構な量を飲めるようになります。でもそれは飲みつづけることで体が危機を感じ、その部分に解毒用のエンザイムを優先的に集めるようになった結果なのです。

それに、お酒の分解ができるということは、それだけ大量のエンザイムを消費しているということでもあるので、お酒が飲めるようになったと喜んでばかりもいられません。

お酒には、ストレスの発散や人間関係の潤滑油となるというメリットがあるかもしれません。でも、それが目的なら、お酒以外の手段も考えられるはずです。

飲酒は体に無理を強いているのだということを、はっきりと自覚していただきたいと思います。

とくに女性は、エストロゲンという女性ホルモンがあるので、アルコール代謝に男性より時間がかかり、アルコール中毒になりやすいので注意が必要です。

月経後は酔いやすいという女性が多いのですが、これは体内にエストロゲンが増えているためです。アルコール代謝に時間がかかるということは、毒素が体内に残っている時間が長いということなので、アルコールによるリスクはより大きくなります。**最近は、女性もお酒を飲む人が増えてきていますが、それは自分の若さと引き替えにしている一杯だということを知っていた**

だきたいと思います。

普段エンザイムの節約に努めている人が、短期間、もしくはたまにお酒を飲む程度ならまだいいのですが、これぐらいが自分の適量だと勝手に決めて、何十年もお酒を飲みつづければ、その報いは必ずあなた自身の体に返ってきます。

それは「早すぎる老化」かもしれないし、「脂肪肝」かもしれません。それに、アルコールを飲んでいる人は、直接アルコールが関わっていないと思われる病気にもなってしまう危険性が高くなります。

アルコールを飲んでいたのに長生きしたという人は、もし飲んでいなかったら、もっと長生きできたことでしょう。

念ずれば念ずるほど、若々しくいられる

若く見える人と、老けて見える人の違いは、そのまま胃相・腸相の違いに当てはまります。腸相がきれいな人は、肌が美しく若々しく見えるし、腸相

の悪い人は、肌の老化が進み、実年齢より老けて見えます。

ですから、**いつまでも若々しくありたいと願うなら、胃相・腸相をよくするような食生活と生活習慣を実践することが大切です。**胃相・腸相がよくなれば、その人の外見が若々しくなることは間違いありません。

ところが、たまに、あまり胃腸をいたわっていないようなのに若々しい人がいます。

また、同じように腸によい食生活と生活習慣を守っていながら、より若く見える人とそうでない人がいます。

では、より若く見える人は、ほかの人と何が違うのでしょう。

私は多くの患者さんを長いあいだ診ているのでわかるのですが、じつは、とくに若々しく見える人というのは、みな「自分は若々しくありたい」という気持ちのとても強い人たちなのです。つまり、心の持ち方が違うのです。

第4章でさらに詳しく述べますが、心が体に与える影響力は、私たちが考えている以上に大きなものです。これまでの著書でも「気力」や「ポジティブなモチベーション」には病気に打ち勝つパワーがあると述べてきましたが、若々しさも、その人の自分の若さに対する強い思いによって大きく違ってきます。

たとえば、**女優さんや有名人には、若く見える人がたくさんいます。そうした人たちがみな胃腸によい食生活をしているかというと、必ずしもそうではありません。**

彼らの若さは、「若々しくありたい」「人よりもきれいでいたい」という強い思いが作り出しているものなのです。彼らの若々しさは、必ずしも健康に裏打ちされたものではないかもしれませんが、強い思いが体によい影響をもたらしていることは充分考えられます。

その証拠に、引退した女優さんや、任期を終えた大統領のなかには、驚くほど老け込んでしまう人が少なくありません。これは、現役のときにもっていた強い思いが、引退を機に失われてしまうからです。

彼らの若さが本当に健康に裏打ちされたものであれば、たとえ強い思いが失われたとしても、それほど急激に老け込むことはありません。

ですから、いちばんいいのは、腸によい食生活、生活習慣を実践しながら、「若々しくありたい」という思いを強くもつことです。

私も、健康によい生活を実践するだけでなく、普段から若々しさに対する強い思いをもつよう心がけています。

日本には「医者の不養生」という言葉がありますが、そんな情けないことでは患者さんの心からの信頼を得ることはできません。とくに私のように「予防医学」をテーマとしている医師が、不健康な顔色をしていたり、年よりも老けて見えたりするようでは、いくら「こうすれば健康で長生きできますよ」といったとしても、誰も「自分も同じようにやってみよう」とは思わないでしょう。

若々しく見えることは、「病気にならない生き方」を提唱する私にとって、とても大切なことなのです。

みなさんも、「若々しく見えること」が自分にとってどれほど大きな意味をもつのか、ぜひ一度考えてみてください。そこに大きな意味があればあるほど、強い思いをもつことができるようになり、思いが強ければ強いほど、念ずれば念ずるほど、若々しくいられるからです。

第2章

みずみずしい体を取り戻す方法

多くのアンチエイジング法が見落としていること

私たちは、美しい張りをもった若々しい皮膚を「みずみずしい素肌」と表現し、新鮮な食べ物も「ジューシー（みずみずしい）」と感じます。これは若く健康な細胞が多くの水を含んでいることを物語っています。

人間の体の約六〇～七〇％は水分だといわれています。そして通常は、若い人ほど細胞の水分含有率が高く、年をとるほど細胞は水分を失っていきます。

人体における水分は、赤ちゃんのときで体重の七〇～八〇％、成人で六〇～七〇％、それが高齢者になると五〇～六〇％にまで減少してしまいます。これは老化と細胞の保水量が密接に関係していることを示しています。

人間の胃腸がもっとも美しいのが赤ちゃんのときであるように、素肌も赤ちゃんのものが、張りもキメももっとも美しい状態にあります。

この美しい赤ちゃんの皮下組織の水分含有率は、なんと八八％もあるので

す。美しく見える二十歳の人の皮下組織の水分含有率が約六八％であることを考えると、赤ちゃんの素肌がいかに多くの水分を含んでいるかおわかりいただけるでしょう。

こうした皮膚の水分含有率は年とともに低下し、六十歳を過ぎると四〇％以下になるといいます。

最近、ヒアルロン酸や成長ホルモンがアンチエイジングの世界で注目を集めているのも、それらが肌の保水力をアップさせるパワーをもっているからです。ヒアルロン酸は肌の保水物質、成長ホルモンは、その保水物質に水分子を吸着させる作用をもった物質です。

多くのアンチエイジング法は、この成長ホルモンが、十三〜十七歳をピークに、二十五歳前後から減少していくことが「肌が衰えていく理由」だと考え、成長ホルモンを人工的に投与することで肌の若返りをはかろうとしているのですが、私はこの方法にはリスクがあると考えています。

人間の体の仕組みには、まだまだわかっていないことがたくさんあります。

ある時期からホルモンの分泌に変化が生じるのも、その必要があるからそうなっているのだと思います。成長ホルモンが十代にピークを迎えるのは、成長ホルモンという名のとおり、身長を伸ばしたり、筋肉を増大させたり、体が大きくなっていく時期にたくさん必要だからです。

成長ホルモンは、代謝や免疫機能とも関わっているので、成長期よりは少なくなりますが、成人してからもきちんと分泌されています。体は、必要な時期に必要な量のホルモンを分泌しているのです。そうした自然の流れを無視し、中高年になってから、肌の保水効果を高めるから、という理由だけで特定のホルモンを投与していいものなのでしょうか。

たしかに、成長ホルモンの投与が肌の若返りに効果があることは実証されていますが、肌以外の部分におよぼす影響については、もっと長いスパンでの調査が必要だと思います。

ホルモンは私たちが生きるうえで重要な役割を果たしていますが、分泌量自体はとても微量のものです。その微妙なバランスで成り立っているものを人工的に投与すれば、バランスを崩すことになるのですから、体によい影響があるとは、私には思えません。それはある意味、自然を冒瀆する行為ではないでしょうか。

健康で若々しい体を得るために必要なのは、人工的に何かを与えることではなく、体が本来もっている恒常性や治癒力、免疫力といったものを発揮できるように、体内環境を整えることだと私は思います。そしてその方法も、食事、水、排泄、睡眠、呼吸、運動、心という、人間の自然な営みを正すことで行うべきです。

そうした私のスタンスからすると、多くのアンチエイジング法は、とても大切なことを見落としています。

それはもっとも基本的なこと、つまり充分な「水の補給」です。

いくら保水物質や保水力を高めるホルモンを投与したとしても、体の中の水分の絶対量が不足していたのでは、充分な保水は望めません。

何度もいいますが、人間の体の約六〇～七〇％は水分です。これは、私たちの体にとって、水が食事以上に大きな影響力をもっていることを物語っています。**まず、充分な水を体に与えてあげること。これなくして、肌の保水力アップを考えるのは間違っています。**

老化の最初の兆候が皮膚に表れるのはなぜか？

「水」は、私たちの体のあらゆる場所に存在しています。乾いているように思われがちな爪でさえ、約一五％もの水を含んでいます。

多くの人は、私たちが水を必要としているのは、必要な栄養素を運び、老廃物を排泄するためだと思っています。もちろん、水が「運び屋」としての役目を果たしていることは事実ですが、水の役割はそれだけではありません。

まず、エンザイムの視点から見ると、水はエンザイムにとって、「コエンザイム（補酵素）」と同じくらい必須のものです。水がなければエンザイムは働くことができません。エンザイムパワーを充分に引き出すためには、充分な量の水が必要なのです。

また、水の充分な摂取は、胃腸の流れを整え、毒素の排泄をスムーズにするので、腸内細菌のバランスを整え、エンザイムの生成にも貢献します。

免疫システムにおいても「水」は重要な役目を果たしています。

たとえば、気管が充分な水で潤っていないと、免疫細胞がきちんと働くことができなくなるため、菌やウイルスに対する抵抗力が低下してしまいます。

そのため風邪をひきやすく、せきが出たり、気管支炎や肺炎になりやすくなるのです。さらに、気管のような粘膜に限らず、つねに外気と接触している皮膚も、充分な潤いがないと、さまざまな雑菌に対する抵抗力が低下し、皮膚炎などの肌トラブルを起こしやすくなります。些細な刺激で肌トラブルを起こしてしまう、いわゆる「敏感肌」と呼ばれる肌は、皮膚表面の角質層の水分量が低下してしまった肌なのです。

私たちの体を、見えないバリアで守ってくれているのが「水」なのです。

このように、私たちの体は、ありとあらゆる場所で「水」を必要としています。

しかし、いつも充分な水が供給されるとは限りません。そこで体には、体内の水が不足したとき、どの部分に優先的に水を供給するかということが決められています。

もっとも優先的に水が供給されるのは、「脳」です。

脳は、神経細胞の塊ですが、その組織は八五％もの水を含んでいます。脳は全身に張りめぐらされた神経を通して集められた情報を処理し、必要に応じて全身に指令を出す、いわば体の司令塔です。その脳が、なぜこれほど多くの水を含んでいるのかというと、水が情報伝達の媒体として使われているからです。神経細胞の中には微細な水路があり、脳で生産された神経伝達物質は、その水路を使って全身の末梢神経へ脳の命令を伝えています。

そのため、脳の水分が不足すると、脳の指令が正しく伝わらなかったり、情報を処理できなくなったりするなど、さまざまなトラブルが発生します。症状としては、軽度であれば頭痛程度ですみますが、重度の水不足になると意識障害や記憶障害といった深刻な症状となり、熱中症のときに見られるような過度の脱水になると命の危険さえあります。

脳の次に水が優先されるのは「肺」です。次に「肝臓」「腎臓」といった内分泌系の臓器が続き、比較的後まわしにされてしまうのが、筋肉や骨。そして、もっとも後まわしにされてしまうのが、じつは「皮膚」なのです。老化の最初の兆候が、皮膚に表れるのもこのためです。

水を飲まないとガンになることもある

平均的な体格の成人が一日に必要とする水分量は、約一・五〜二リットルといわれています。

ということは、もしも一日に一リットルの水しか飲まなければ、三〇〜五〇%もの水が不足してしまうということです。

ここで知っていただきたいのは、三〇%の水が不足したとき、体中の臓器・細胞がすべて、もらえる水の量が平等に三〇%ずつ減るわけではないということです。

先ほども述べましたが、体は生命維持にとって重要な部分に優先的に水を配分します。そのため、三〇％水が不足するということは、生命維持における重要度において、下位三〇％の細胞が水をもらえない状態になるということなのです。

極端な言い方をすれば、脳や心臓といったかけがえのない臓器に問題が起きれば、生命の危機に直結しますが、体の末端、腕や脚は一本失われても、すぐに死ぬことはありません。そのため体は、水不足になると末梢血管への血流を制限し、重要な部分に優先的に水を送るようにします。同時にこれには、水不足によって絶対量が減った血液でも、血圧を一定に保つという目的も含まれています。

血流が減るということは、細胞にとっては、栄養と酸素の供給が滞ると同時に、老廃物の排出もできなくなるということです。

人間の体は、水でも食べ物でも、ある程度の飢渇には耐えられる仕組みになっているので、多少水が不足したとしても、水が充分に供給されない部分の細胞がすぐに死んでしまうことはありません。しかし、水不足の状態が長く続けば、細胞は正常な新陳代謝ができなくなるのはもちろん、きちんと働くことすらできなくなってしまいます。

毒素を排泄できず、酵素も充分に働くことができない細胞では、遺伝子が異常を起こしてガン細胞に変化する危険性さえあるのです。

水の摂取不足が原因で、ガンを発症する危険があるなんて信じられないという方もいるでしょう。

しかしこれは事実です。

以前、ニューヨークの私のクリニックに、シカゴから医療相談に来た二十三歳の日本人男性がいました。彼は食道と胃の間にガンができ、嚥下障害（食事がよく飲み込めない症状）で苦しんでいました。

経験から水不足を疑った私は、彼に「君は一日にどのくらい水を飲んでいる？」と聞きました。

すると、彼は「水分は人より摂っています」と答えるのです。

しかし、肌はかさかさ、血行も悪く、内視鏡で診た所見も細胞が水不足を起こしているとしか思えないものでした。

そこで毎日何をどのくらい飲んでいるのか詳しく聞くと、驚くべきことに、彼は一滴も「水」を飲んでいなかったのです。

彼が飲んでいたのは、ペットボトル入りの炭酸飲料、それも体から水分を奪う性質をもったカフェインを多く含むコーラ類でした。それを彼は、毎日七〜八本も飲みつづけていたのです。

のちほど詳しく述べますが、**「水」と「水分」は別のものとして、考えることが必要です。そして、体が必要としているのは、「水分」ではなく「水」なのです。**

私が充分な水を摂ることの大切さを知ることができたのは、やはり食歴と病気の調査をしたおかげです。ガンを発症した人のほとんどは、充分な水を摂っていませんでした。

私は、ガン患者を手術した場合、その後の再発を防ぐために、「七つの健康法」を実践するよう指導しますが、なかでも水を多めに摂るよう強調しています。

健康な人の場合は、毎日一・五〜二リットルの水でいいのですが、ガン患者の場合は、腎臓に問題さえなければ、二〜三リットルの水を飲むよう指導します。私の手術を受けた患者さんの、ガン再発率が低いのは、こうした予後の指導のたまものだと思っています。

アメリカではさまざまな代替療法が行われています。私の提唱するエンザイム・セラピーもその一つですが、注目されている代替療法のなかには、水の摂取不足に注目し、充分な水を飲むことで病気を治療しようとする「飲水療法」というものもあります。

飲水療法を提唱したのは、アメリカを活動拠点としたイラン人医師バトマンゲリジ氏です。彼は、人間の体にとって「水」がどれほど重要なものであるか、医学的に研究し、現代人が苦しむほとんどの病気の原因は、「体細胞の慢性的な水不足による代謝障害が原因だ」と主張しました。

彼の著書はアメリカで大ベストセラーとなり、慢性的な病に苦しむ多くの人が、彼の飲水療法で救われたといいます。

私も彼の本を読みました。細胞の水不足が体にさまざまな問題を起こしているという説には、深く共感しますが、病気の原因をすべて水不足に求めているという点には、同意しかねる部分もあります。私は、健康を害したり、病気になったりする原因は、けっして一つではないと考えているからです。

私の健康法が、「七つ」であることの意味もそこにあります。

食事、水、排泄、呼吸法、運動、睡眠、心の七つがすべて相互に関連し合うことで、私たちの健康は維持されます。食事だけ、水だけで病気になったり健康になったりすると思い込むことは、ある意味、危険でさえあります。

いくらよい食べ物をバランスよく摂っても、水が充分に摂れていなければ、その効果は充分なものにはなりません。同様に、「七つの健康法」は、七つすべてを実行していただくことに大きな意味があるのです。

体はつねに「水」を欲している

あなたはどんなときに水を飲みますか？

答えが「のどが渇いたとき」であれば、あなたの体は相当水不足の状態になっていると考えられます。

のどが渇いたと感じるのは、じつは体が発する水不足の最後の警告だからです。

では、最初の警告は何でしょう。

体の中で水不足の影響をもっとも早く受けるのは、血液とリンパ液です。血液のおもな役目が酸素やさまざまなエネルギー源を細胞へ運ぶことなのに対し、リンパ液は古い細胞や老廃物を運ぶので、血管とリンパ管は、たとえるなら体の上下水道のようなものといえます。

血液は血球と呼ばれる有形成分と、血漿（けっしょう）という液体成分からなっていますが、血液の約六〇％を占める血漿の九〇％は水分です。リンパ液は、毛細血管から出た血漿が細胞間を通りリンパ管に流れ込んだものなので、成分は血漿とほぼ同じで九〇%は水分です。

体が水不足の状態になると、血液・リンパ液の水分量も減少するので、血液濃度が濃くなります。よく「ドロドロ血液」という言い方をしますが、水不足の最初のシグナルこそ、このドロドロ血液なのです。

血液がドロドロになると、流れが悪くなるので、体は血圧を上げたり、心拍数を上げたり、毛細血管を閉めるなどして大事な部分への血流を確保しようとします。

目に見えるかたちでの最初のシグナルは、やはり皮膚の衰えだと思います。マッサージをすると皮膚が生き生きしてきますが、これは、刺激によって毛細血管に流れ込む血液が増えるからです。

血圧や皮膚に表れるのは、慢性的な水不足のシグナルですが、それ以外にも体はさまざまな方法で水が不足していることを知らせています。

たとえば、私は講演などで長時間しゃべると声がかすれてくるのですが、これも水不足のシグナルです。私は普段から充分な水を飲むことを心がけていますが、講演では、短時間のうちに呼気と汗によって大量の水分が失われます。肺や気管はつねに充分な水分を必要とする場所なので、優先的に水が供給される反面、大量に失われると脱水症状も速く進んでしまいます。

話したり、歌を歌ったりする機会の多い人は、のどが渇いていなくても、前後に約一リットル程度の水を飲むようにすることをお勧めします。

最近は、仕事などでパソコンを使う機会が増えているため、ドライアイに苦しむ人が増えていますが、これも問題は目だけではなく、体の中の水分不足と考えるべきでしょう。

ドライアイになったら、コップ二〜三杯の水を飲み、しばらく目を閉じてください。そのほうが、目薬を差すよりもはるかに安全で有効な対処法です。でも、もっともよいのは、定期的に水を飲み、体全体につねに充分な水分が供給される状態を作っておくことです。

また、みなさんのなかには、夜中に足がつり、痛さで目を覚ました経験のある人がいるのではないでしょうか。じつは、これも水分不足のシグナルの一つです。

足がつるのは、ふくらはぎの筋肉の収縮がうまくいかず痙攣（けいれん）を起こすためですが、そもそも収縮がなぜうまくいかなくなるのかというと、血中の水分量が減ることによってミネラルバランスが崩れるためなのです。水泳やサッカーなど激しい運動をしている最中に足がつるのも、基本的には同じ理由です。

睡眠中は、水分補給がなされないうえ、体温を調節するために、冬でもコップ一杯程度の汗をかくので、脱水状態になりやすいのです。就寝直前に水を飲むのは、胃から食道への逆流の危険があるので避けなければなりませんが、寝る二時間ぐらい前に充分な水分を摂り、寝る直前に不要な水分を尿として排泄して寝るようにするといいでしょう。

花粉症やアトピーに悩む人は水を飲みなさい

学校や会社などで行われる基本的な健康診断では、必ず尿検査が行われます。このとき用いられるのは、朝起きてから最初に出た尿です。

なぜ朝一番の尿が検査に用いられるのかというと、それが一日のうちでもっとも「濃い尿」だからです。

体から排泄された尿には、体の中のことを知る手がかりがたくさん含まれています。しかし、尿の水分は約九〇~九五％、検査にはできるだけ多くの情報が入っているほうが望ましいので、もっとも水分の少ない朝一番の「濃い尿」が使われるというわけです。

朝の尿が濃いことは、色を見ればすぐにわかります。

充分な量の水を摂っている健康な人の尿の色は、透明感のあるごく淡い黄色です。そうした日中の尿の色と比べると、朝の尿のほうが黄色みが強いはずです。

尿の色は、体内の水分量が減れば減るほど濃くなっていきます。ですから、**尿の色が濃い人は、体が脱水している証拠なので、すぐに水を飲むようにしてください。**

また、体内保水量の少ないお年寄りや、多くの水分を必要とする赤ちゃんは、成人よりも早く脱水状態になりやすいので、こまめな水分補給が必要です。

大人は体内の水分量が少なくなると血管を収縮させたり、尿の量を減らすことで体内の水分量を調節します。だから尿の色が顕著に変化するのですが、赤ちゃんはそうした機能が未熟なので、脱水してもあまり尿の色や量に変化が出ません。何よりも、赤ちゃんは自分から「水を飲みたい」とはいえないので、気をつけてあげてほしいと思います。

おなかがいっぱいなはずなのに、どうも機嫌が悪く泣きやまないときは、脱水が考えられます。とくに、母乳ではなく粉ミルクで授乳している赤ちゃんは、注意が必要です。

粉ミルクは母乳の成分に近くなるよう作られてはいますが、そのベースは牛乳です。動物由来の食べ物は、どうしても体を酸性に傾けるので、脱水を促進させる傾向があります。胃腸の弱い赤ちゃんだと、腸内で炎症を起こしたり、脱水による体ストレスからヒスタミンの分泌が多くなったりする危険性もあります。そうしたトラブルを回避するためにも、とくに粉ミルクを授乳している赤ちゃんには、しっかりと水を飲ませることが必要だと思います。

ヒスタミンの話が出たので、脱水がアレルギーを悪化させていることについても、述べておきましょう。

「ヒスタミン」というのは、免疫系に関係する信号伝達物質で、体内にアレルゲンが侵入すると放出される物質です。つまり、体に入った悪いものを体外に出すためにヒスタミンが出されるのですが、過剰に放出されると、鼻水・発赤・かゆみ・浮腫・痛みといった、さまざまなアレルギー反応を引き起こしてしまいます。

たとえば、アレルギー性鼻炎の人というのは、鼻の粘膜にアレルゲンである花粉が侵入したとき、必要以上にヒスタミンが出てしまうため、鼻水やくしゃみが大量に出る人のことです。

こうした仕組みは、アトピー性皮膚炎もぜんそくも基本的には同じです。ですから、アレルギー症状のひどい人というのは、それだけヒスタミンが多く放出されている人ということです。

ヒスタミンは、免疫系の伝達物質なので、過剰に放出されることさえなければ、体にとっては有用なものです。

では、なぜヒスタミンが過剰に生産されてしまうのでしょう。

現在の医学では、この答えは出ていません。アレルギーに遺伝性が見られることから、遺伝子の問題ではないかと考えられ、現在研究が進められていますが、まだはっきりとした答えは出ていないのです。

ところが、動物実験では、飲水量を増やすにつれて、ヒスタミンの生産が低下することが、確かめられているのです。

そして、「飲水療法」を提唱している前出のバトマンゲリジ医師は、その著書の中で、アレルギーに苦しむ患者に毎日の飲水量を少しずつ増やすよう指示したところ、驚くほど症状が出なくなったと報告しています。

なぜ飲水量を増やすことによって、ヒスタミンの生産が抑えられるのか、私にも正確なことはわかりませんが、おそらく、細胞に充分な水が行き渡ることによって、粘膜や細胞そのものの「バリア機能」が正常に働くようになり、アレルギー物質に対する拒絶反応そのものが抑えられるためではないかと考えています。

花粉症やぜんそく、アトピー性皮膚炎などの症状に苦しんでいる方は、毎日の飲水量を少しずつ増やし、自分の体でその効果をぜひ確かめてみてください。

お酒を飲んだ翌朝の脳は驚くほど萎縮している

お酒を飲んだ翌朝、強烈なのどの渇きを感じたことのある人は多いでしょう。これはアルコールによって、体が極度の脱水状態になるためです。

アルコールは、さまざまな方法で体から大量の水を奪います。

まず、最初に水分を奪うのは、アルコールがもつ利尿作用です。とくにカリウムを多く含むビールは強い利尿作用をもっています。**ビールばかり飲む人は、驚くほど多くのビールを飲むことがありますが、あれほど大量のビールを飲むことができるのは、ビールによって摂取する水分量より、尿として失われる水分量のほうがはるかに多いからなのです。**

利尿作用に加え、アルコールの分解過程で発生した毒素を中和・排泄するためにも、体の水分が使われます。体はできるだけ早く毒素を体外に出そうとするので、ここでも尿の量が増え、多くの水が失われます。

さらにアルコールを飲むと、呼気に含まれるアルコールによって、呼吸のたびにのどや鼻の粘膜から蒸発する水分量が多くなります。これは、アルコールのもつ、熱を奪ったり、水分を蒸発させたりする作用によるものです。

同時に、アルコールを摂取した直後は、血管が広がり、血流が活発になるので、心拍数が上昇し、それに伴って呼吸回数も増えます。呼吸回数が増えれば、気管から失われる水分量はさらに多くなります。そして、血流が活発になると、体温が上昇するので、体温調節のために皮膚から出る汗の量も増えます。

こうして体の中の水が大量に失われ、脱水が進みます。

脱水状態がある程度進むと、今度は活発になっていた血流にリバウンド現象が起きます。

つまり、急激に進んだ脱水状態から体を守るために、血管が一気に収縮し、血流を制限するようになるのです。

血管が収縮し、毛細血管への血流が滞ると、多くの細胞が水不足による機能低下を起こします。そして、こうしたアルコールによる脱水は、多くの水を含む脳にもおよびます。

アルコールをたくさん飲んだ翌日の、二日酔いの不快な症状は、おもに体内に残った分解しきれていないアセトアルデヒドによるものですが、いつまでも残る「頭が割れるような痛み」は、じつは脳細胞の脱水によって脳が萎縮してしまうことが原因です。

「たまの深酒」程度なら、充分な量の水を飲むことで脳の萎縮は解消されますが、頻繁にお酒を飲み脳の萎縮を繰り返すと、少しずつ回復力が失われ、ついには戻らなくなってしまいます。アルコール依存症患者の脳は萎縮してしまっていることがよく知られていますが、これは、恒常的な飲酒による脱水の結果です。

アルコールは、分解過程で大量のエンザイムを消耗してしまうので、飲まないようにすることが望ましいのですが、どうしても飲みたいときは、お酒を飲む前後に、充分な量の水を飲み、脱水を防ぐことが大切です。

逆に最悪なのが、お酒を飲みながらの喫煙です。

たばこそのものには利尿作用や発汗作用はありませんが、たばこに含まれるニコチンが血管を収縮させてしまうので、お酒による血管の収縮をさらに促進させてしまいます。

たばこを吸う人の肌には、特有の色黒さとたるみが見られますが、これは慢性的な脱水によって表皮の老化が進んでいることを示しています。

コーヒーのカフェインが老化を促進させる

私たちの体の中の水分、つまり「体液」には、「細胞内液」と「細胞外液」の二種類があります。

細胞内液というのは、文字どおり細胞の中にある水分、細胞外液というのは、細胞の外に存在している水分、具体的にいうと、血液やリンパ液、細胞と細胞の間に存在している細胞間液のことです。

先に私たちの体の約六〇~七〇%が水分だというお話をしましたが、その内訳は、約四〇%が細胞内液、残りの約二〇%は細胞外液として存在しています。

ひと口に「体が脱水状態になる」といってきましたが、体に入ってくる水の量が不足したり、大量の水分が失われたりすると、最初に失われるのは血液やリンパ液といった細胞外液です。

細胞外液が減少すると、体は細胞外液の約二倍の量をもつ細胞内液に水分を供出させ、血液の減少を食い止めようとします。こうした細胞外液への水分供出によって、細胞内液は正常時の保水量の約六五％まで落ち込むといわれています。

細胞内液が減少するということは、その細胞は正常な働きができなくなるということです。細胞内で作られるエンザイムの生成量が低下し、少ししかないエンザイムの活性度も低下します。エンザイムの量と活性が失われるということは、酸化に対抗するエンザイムパワーが失われるということです。脱水が細胞の老化を促進するのは、水不足によって、エンザイムパワーが低下するからなのです。

ですから、いつまでも若々しくあるためには、体が脱水しないように、充分な水分補給をするとともに、脱水を招く要因を排除することがとても大切です。

これまでにアルコールと喫煙が脱水を招くことを述べましたが、もう一つ摂取をできるだけ控えてほしいものがあります。

それはカフェインです。カフェインには非常に強い利尿作用があるので、**水分補給のつもりでカフェインの多いお茶やコーヒーを大量に飲むと、かえって深刻な脱水を招く**ことになります。

コーヒーを好んで飲む人は、コーヒーを飲んだときに得られる覚醒作用を求めているようですが、これにもリスクがあります。

コーヒーを飲むと眠気が飛ぶといいますが、これはカフェインに中枢神経を興奮させる作用があるからです。しかしこの興奮は、生体のエネルギー生成回路に必要以上に刺激を与えてしまうため、一時的には元気が出たような気になるのですが、心臓の筋肉などに負荷をもたらすため、不整脈の原因になったりします。また、エネルギーを過剰に生産してしまうので、興奮がさめると強い疲労感に襲われることになります。

しかし、エネルギーの過剰生産の最大の問題は、それ自体がエンザイムの浪費だということです。

脱水によるエンザイムパワーの低下と、エネルギー過剰生産によるエンザイムの浪費。この二点を考えれば、カフェインが老化を促進させるものであることがおわかりいただけると思います。

カフェインを多く含む飲み物は、一日に二〜三杯以上飲まないようにしたほうが賢明です。

運動時にスポーツドリンクを飲むのは考えもの

脱水は体に深刻なダメージを与えます。

そのため体は、つねに「水」を欲しています。先に述べたように、のどが渇いたと感じるのは、体内の水が減少してきたことを知らせる最初のシグナルではなく、脱水という危険な状態にあることを知らせる緊急警報なのです。

植物を育てている人はご存じだと思いますが、水は植物がしおれる前に定期的に与えることが大切です。しおれてからでも水を与えれば、植物は元気を取り戻しますが、しおれなければ水を与えないということを繰り返していると、植物は弱って枯れてしまいます。

人間の体も同じです。アルコール依存症患者の萎縮した脳が、水を飲んでも回復できなくなるように、細胞も、何度も何度も細胞内液を細胞外液へ供出させることを繰り返すと、やがてもとの健康な状態には戻れなくなります。

近年、夏になると熱中症によって亡くなる方が増えていますが、これも以前より慢性的な水不足の人が増えていることを暗示しているのだと思います。

体が充分な量の水分を有していれば、炎天下での運動など、よほど激しいことをしないかぎり、命を落とすほどの脱水症状を起こすことはまずありません。

長生きするためには、病気を治療することより、病気にならないように予防することが大切なように、水分も、のどが渇いてから摂るよりも、のどが渇かないようにすることのほうがはるかに大切なのです。

夏場に運動する場合でも、運動の前に充分な量の水を飲んでいれば、熱中症や脱水のリスクを回避することができます。

アマチュアゴルファーのなかには、のどが渇ききってから飲むビールが最高なんだといって、わざとプレー中の飲水を控える人がいますが、非常に危険なので、絶対にやめるようにしてください。ましてや、渇ききったところで、利尿作用の強いビールを飲むなど、私にいわせれば自殺行為です。**どうしてもビールが飲みたいなら、ビールを飲む前に五〇〇ミリリットル程度の水を飲むようにしましょう。**

どうせ体に入るのだからと、ビールを飲んでから水を飲むという人がいますが、それでは意味がありません。ビールの後に水を飲んでも、それはビールの利尿作用によって、ほとんど吸収されることなく排泄されてしまうからです。

先に「水」を飲むことに大きな意味があるのです。

そもそも運動の効用は、筋肉を刺激し体液の流れをよくすることにあります。でも、体に充分な水分がなく、肝心の血液がドロドロの状態では、いくら運動しても体液の流れはよくなりません。

また、運動をしてもすぐに疲れてしまうという人も、ほぼ間違いなく水分が不足していると考えられます。水分不足によって、充分な栄養と酸素が供給されないため、筋肉や細胞が充分に働けず、すぐに疲労してしまうのです。

疲労を感じたときは、水を飲んで、少し体を横たえて休むようにしましょう。水が細胞に行き渡るとともにエンザイムパワーもアップするので、疲労感を素早く取り除くことができます。

このように、運動の前、食事の前、アルコールを摂る前、そして何よりものどが渇く前に「水」を飲むことが大切です。

運動時は汗をかくので、ただの水を飲むよりスポーツドリンクを飲むほうがよいという人もいますが、私はこれには反対です。

たしかに汗をかくと、水分だけでなくミネラルも奪われるので、ナトリウム、カリウム、マグネシウムなどミネラルを補給することはとても大切です。

私がスポーツドリンクを否定するのは、ミネラルも含まれていますが、そ

れ以上に大量の糖分を含んでいるからです。一般的な五〇〇ミリリットルのペットボトル入り清涼飲料水に含まれる糖分の量は約三〇〜五〇グラムですが、スポーツドリンクには、運動時の疲労回復効果をねらって、それ以上の糖分が含まれている商品もあります。

アスリートが激しい練習中に、エネルギー補給の意味も兼ねて飲むのならともかく、一般の人が、ゴルフやジョギングのような軽い運動をするときに、水分補給のために飲むにはリスクが大きすぎます。

ペットボトル入りの清涼飲料水の飲みすぎが、「ペットボトル症候群」と称される急性の糖尿病の原因になることはよく知られています。スポーツドリンクは、吸収されやすいように、体液に近い浸透圧になっているため、糖分もいち早く吸収され、血糖値を急激に上昇させてしまいます。それだけ、ほかの清涼飲料水より糖尿病になるリスクが高いのです。

汗によって失われたミネラル分を補うもっともよい方法は、水を飲むときに、良質の塩をいっしょに摂ることです。それも、そんなに多く摂る必要はありません。コップ一〜二杯の水を飲むときに、指先にちょっと塩をつけてなめれば、それで充分です。

水と水分、塩と塩分の違いを理解する

あなたは毎日どのくらい「水」を飲んでいますか？

ここで知っていただきたいのは、「水」と「水分」は別ものだということです。

コーヒーやお茶、ジュースなどの飲み物は、「水分」を含んではいますが、「水」ではありません。このことをしっかり頭に入れて、もう一度考えてください。

あなたは毎日どのくらいの水を飲んでいますか？

いかがですか、意外と「水」を飲んでいない人も多かったのではないでしょうか。

私のところに来た患者さんのなかにも、清涼飲料水やジュース、コーヒー

はたくさん飲んでいるけれど、水はあまり飲んでいないという人がたくさんいました。

ほとんど、あるいはまったく水を飲んでいないという人もいます。そういう人は、例外なく体が脱水し、細胞の老化が進んでいます。なかには、ガンのような深刻な病気を発症してしまっているケースさえあります。

先ほどスポーツドリンクのもつリスクについて述べましたが、基本的に、「水」以外のものは、どれほどたくさん飲んでも細胞の渇きを癒すことはできないと考えてください。

お茶やコーヒーは、たしかに多くの水分を含んでいますが、同時に多くの自然の化学物質も含んでいます。コーヒーにはだいたい二十七種類くらい、お茶にはおよそ二十五種類の自然の化学物質が含まれているそうです。そのため、体が必要な水分を得るためには、そうした不純物を濾過(ろか)し、毒性のあるものは解毒することが必要になるので、多くのエンザイムが消費されてしまいます。

コーヒーやお茶類、コーラなどには利尿作用のあるカフェインが含まれているので、せっかく濾過して得た水も、利尿作用によって、その多くが失われてしまうのです。

工場で作られる濃縮還元ジュースや他のジュース類は、熱処理によってエンザイムが破壊され、ビタミン等も大部分が壊されているので、健康にはほとんど役に立たない飲み物です。また、砂糖や甘味料等の添加物がたくさん入っているものもあるので、頻繁に摂ると高血糖・低血糖が起こり、糖尿病や低血糖症を発症する危険があります。

自家製のジュースなら、ビタミンも豊富だし、渇きを癒すのによいと思っている人がいますが、ジュースも水の代わりにするには糖分が高すぎます。果物はあくまでも果物として摂り、水分摂取とは分けて考えてください。

それに、果物には、カリウムやクエン酸といった利尿作用の高い物質を多量に含むものが多いので、ジュースの摂りすぎはかえって体から水分を奪う結果につながります。

果物は非常に良質のエンザイムを含む食べ物なので、積極的に摂っていただきたいのですが、そのためにも充分な水の摂取は必要不可欠なのです。

また、私の「七つの健康法」では、果物は食後のデザートではなく、食前に摂るよう指導しているのですが、**水は必ず果物を食べる前に飲むようにしてください。つまり、「水　→　果物　→　食事」の順番で摂るということです。**これは脱水とエンザイムの消耗を防ぐ大切なポイントなので、ぜひ覚えて実践してください。

こうした順番を守るためにも、私は一日に三回、決まった時間に水を飲むことを習慣にしています。

○朝　起床直後　五〇〇〜七五〇ミリリットル
○昼　昼食一時間前　五〇〇〜七五〇ミリリットル
○夕　夕食一時間前　五〇〇〜七五〇ミリリットル

これだけで一・五リットルから二リットル強の水を無理なく摂ることができます。

一度にまとめて飲めないという人は、一回三〇〇ミリリットルぐらいから始めて、体調にあわせて徐々に増やしていくようにするといいでしょう。

もちろんこの三回以外にも、運動の前後や、講演の前後、汗をかくような暑い日は、できるだけ水を飲むようにしています。

水分の摂りすぎはよくないという人がいます。たしかにコーヒーやお茶、ジュースや清涼飲料水といった「水分」の摂りすぎには注意が必要ですが、「水」であれば、腎臓機能に問題がないかぎり、飲めるだけ飲んでも問題はないと私は考えています。体にとっていちばんよい利尿剤は水です。

ただし、先ほども少し触れましたが、体内のミネラルバランスを保つためには、良質な塩を適量摂ることが必要です。

水がなかなか飲めないという人は、体内のミネラルが不足していることが考えられるので、塩をいっしょに摂るようにしてみてください。そのとき、注意してほしいのは、精製塩は絶対に摂ってはいけないということです。

水と水分が異なるように、「塩」と「塩分」も違います。

一般に「食塩」と呼ばれている精製塩は、その九九・五%が純粋な「NaCl」、つまり塩化ナトリウムです。自然塩のおもな成分が塩化ナトリウムであることは事実ですが、体が必要としているミネラルは塩化ナトリウムだけではありません。その点、良質の自然塩には、カリウム、カルシウム、マグネシウム、ヨウ素、鉄といった体に必要なミネラルが、約一三・五%ほどバランスよく含まれています。とくに、海水から水分だけを蒸発させた自然海塩は、ミネラルが豊富で体にとてもいい塩です。

塩については、前著『病気にならない生き方② 実践編』の一五六〜一六〇ページにかけて詳しく説明しているので、そちらも参考にして安全で体によい塩を摂るようにしてください。

純水や蒸留水は不自然と考えよ

コーヒーやお茶、ジュースといった余分なものを含んでいる「水分」が水分補給に適していないのなら、もっとも体によいのは、不純物を何も含まない水、つまり「蒸留水」や「純水」ではないか、と思われた方もいるでしょう。

実際、アメリカでも日本でも、家庭用飲料水として、純水や蒸留水を利用している人はたくさんいます。

純水や蒸留水を好んで飲む人は、不純物やミネラルが含まれていないぶん、体内の余分なミネラルや有害物を排出するのに適しているというのですが、私には疑問です。

人間の体内の水分には、電解質（水に溶けて電気をよく通すミネラルのイオン）が存在しています。この体液中の電解質の濃度は、つねに一定に保たれるようになっています。水分量が減り、血液中の電解質濃度が高くなれば、のどの渇きによって水分摂取を促したり、体から排泄される尿の量を制限したりして、水分の量を増やします。逆に血中の電解質濃度が低下すると、尿や汗の量を増やすことで濃度を保ちます。

純水や蒸留水が、不純物を含まないからという理由で、余分なミネラルや有害物を排出できるといいますが、通常のミネラルウォーターより、純水や蒸留水のほうが体液のミネラルバランスとの落差が大きいぶん、体にかかる負担は大きくなるのではないでしょうか。

それに、考えてもみてください。純水や蒸留水の中で生きられる生物はいません。つまり、それは不自然な水ということです。

地球上の生命は、海の中で生まれたといいます。人間もその進化の過程をずっとさかのぼっていくと、海の中の生物に行きつくといわれています。それなのに、魚も生きられないような水が、本当に人間にとってよいものなのでしょうか。

私は、やはり人間の体にもっともよいのは、自然が作り出したきれいな水だと思います。

自然の湧き水には「水齢」というものがあります。水齢というのは、大地に水が染み込んだ時を起点に、土壌や岩盤を通り、地下水脈を通り、ふたたび大地から湧き水として生まれ出るまでの時間のことです。**世界中で愛される「名水」は、どれも何百年という長い水齢の水ばかりです。**

自然の水は、長い時間をかけて大地を通り抜けるあいだに、汚れが取り除かれるとともに、生物が必要とするミネラルを取り込みます。地上に存在する自然の水の中に、ミネラルを含まない水はありません。

私たち人間も自然の一部なのですから、自然の水を飲むべきだと私は思います。とはいえ、安心して飲めるような自然の水は、皆無に近い状態になりつつあります。それゆえ私は浄水器・整水器を使用し、より理想に近い水を飲むことを実践しています。

水道水には、殺菌のため塩素が入れられているので、そのまま飲むのはお勧めできません。でも、取り除くのは、人間が加えたものだけで充分です。自然が与えたミネラルまで取り除くのは、ある意味、自然への冒瀆ではないでしょうか。「身土不二（しんどふじ）」という言葉が表すように、人間にとって住んでいる場所と体は切っても切れない関係にあります。ですから、体にもっともよいのは、生活している土地で採れたものを、鮮度のよいうちに食べることです。そして、この「土地で採れたもの」のなかには、「水」も含まれていると私は考えています。水は大地が生み出してくれているものだからです。

住んでいる土地が汚染されれば、そこから採れる作物も水もすべて汚染されます。

ですから、本当に体によい水を飲むためには、自分たちの住む土地を美しく保つことが必要なのです。

住んでいる土地と私たちの体が一体のものであることを示す「身土不二」という言葉。その語源は、**「自分のしてきた行為の結果は、自分が身を置い**

ている環境と分かちがたい関係にある」ということを教える仏教用語だそうです。この言葉の意味を、環境汚染に苦しめられている私たちは、もっと真摯に受け取るべきだと思います。

地球が病気になるような生き方や暮らし方をしていて、本当にいいのか。

このことについて、私たちは真剣に、自らに問うべきではないでしょうか。

子々孫々のためにも、私たちは「地球が病気にならない生き方」をしていかなければならないのです。本当によい水、本当によい食べ物は、美しい自然環境によってもたらされるものであるということを、改めて心に刻んでほしいと思います。

第3章

エンザイムパワーを高める生き方

なぜ、おなかがいっぱいになると眠くなるのか？

おなかいっぱい食べた後、私たちは「眠気」を感じます。お酒を飲んで酔っ払ったときも眠くなります。ほかにも、運動した後、仕事で疲れたときなどにも「眠気」を感じます。

なぜ眠くなるのでしょう。

人間が生きるためには「睡眠」が必要不可欠ですが、なぜ眠くなるのか、なぜ寝ないと死んでしまうのか、その理由は、一般的には「大脳」を休ませるためだといわれていますが、正確なところはまだわかっていません。

食事をした後、眠くなる理由も、食事をすると胃腸に血液が集まり、自律神経が副交感神経優位になり、脳の緊張が解けるからだと一応、説明されています。

食後、自律神経にこうした変化が生じることは事実ですが、酔っ払ったり、運動したりしたときにも眠くなることを考えると、必ずしも脳を休めるためということだけが眠くなる理由ではないように思えます。

そこで、どのようなときに人間は眠くなるのかということを、エンザイムの視点から見ていくと、とても面白いことがわかります。

おなかいっぱい食べた後、お酒を飲んだ後、運動した後、仕事で疲れたとき、そして夜。じつはこれらすべてに共通していることがあります。それは「エンザイムの消耗」です。

食事をすると、食べ物を消化吸収するためにエンザイムが使われます。たくさん食べれば食べるほど、使われるエンザイムの量も増えます。腹八分目だとそれほど眠くならないのに、おなかいっぱい食べると眠くなるのは、エンザイムが消耗するためと考えられます。

お酒を飲んだときに眠くなるのは、アルコールを分解・解毒するために、たくさんのエンザイムが消費されるからです。アルコールに弱い人ほどすぐに寝てしまうのも、アルコール分解エンザイムがもともと少ないため、すぐに枯渇してしまうからだと考えられます。

運動で体を動かすのにも、仕事で脳を使うのにもエンザイムは使われます。激しい運動やハードな仕事をこなした後に、強い眠気に襲われるのは、それだけ多くのエンザイムを消耗するからでしょう。

つまり、**消耗したボディ・エンザイム（体内酵素）をリカバリー（再生・回復）するために眠くなる**と考えられるのです。

眠ると、私たちの体は、自律神経が交感神経支配から副交感神経支配へと切り替わります。副交感神経というのは、別名「リラックス神経」と呼ばれるように、リラックスしたときに働く神経です。そして、体温が少しずつ下がっていき、エネルギーの消費量が少なくなります。

生物の生命活動には、すべてエンザイムが絶え間なく使われています。手足を動かすのはもちろん、内臓が動くのにも、脳が働くのにもエンザイムは使われます。

たとえば、ものを見るとき、見るという行為はもちろん、見た情報を脳で処理するとき、そして、その見たものについて考えるときにもエンザイムは使われるのです。ですから、**目を閉じるだけでも、エンザイムの消費は抑えられます。**疲れを感じたときに、完全に眠らなくても、目を閉じて少し横になるだけでも回復した感じが得られるのは、本当にエンザイムがリカバリーされるからだと考えると納得できます。

長時間目を閉じ、体もほとんど動かさず、呼吸数も少なくなる睡眠時は、起きて活動しているときよりも、エンザイムの消費量がとても少なくなります。つまり睡眠は、エンザイムの消費を抑えながら、新たなエンザイムを生産するためのものだったと考えられるのです。

睡眠は脳を休ませるためだけにあるのではない

寝ているあいだにボディ・エンザイムの保有量がリカバリーされるということ、エンザイムは夜の長時間睡眠のあいだに作られていると思うかもしれませんが、エンザイムが作られるのは、必ずしも夜の睡眠に限ったことではありません。エンザイムは、つねに作られ、つねに使われています。

しかし、ずっと起きて活動していたり、暴飲暴食をしたりするなど、エンザイムを消耗することが続くと、生産量が使用量に追いつかなくなってしまいます。エンザイムがなければ生物は生きていられないので、定期的にエンザイムの使用を抑える時間帯を作り、エンザイムの生産に専念しようとする。それが「睡眠」のもつ大きな役割だと私は考えています。

もちろん、いくらエネルギー消費が落ちるといっても、寝ているあいだも生命活動が停止するわけではないのでエンザイムは使われつづけています。

さらにいえば、副交感神経の支配下にある胃腸などは、起きているときよりも活発に動いています。胃腸が活発に動いているのに、ボディ・エンザイムがリカバリーされていくのはなぜでしょう。

ここに胃腸が私たちの健康と若さを担っているといえる大きな秘密があります。

健康な胃腸であれば、活発に動けば動くほどミラクル・エンザイムの生産能力は高まっていくのですが、それには胃腸の中に住む「微生物」の働きが関係しています。

私たちの体には膨大な数の微生物が住みついています。住みつくというと寄生されているようですが、実際には彼らとの関係は「共生」です。彼らが働いてくれなければ、私たち人間の体はその機能をまっとうすることができないからです。

私たちの体の中にいる微生物の数は、体調や環境によって日々変化していますが、それでも何百兆という数は下らないといわれています。人間の体を構成する細胞の数が約六十兆個であることを考えれば、それがいかに膨大な数であるかおわかりいただけるでしょう。

私たちの体内でエンザイムを作っているのは、細胞だけではありません。腸内にいる微生物「腸内細菌」たちも多くのエンザイムを作り出し、私たちの生命活動に寄与してくれているのです。

前著『病気にならない生き方② 実践編』で、体内の微生物と細胞の中の遺伝子がコミュニケーションをすることによって、必要なエンザイムが作られている、というお話をしましたが、覚えていらっしゃるでしょうか。

つまり体細胞は、いつどんなエンザイムをどれだけ作ればいいのか、エンザイムを生成するのに必要な情報を、腸内細菌とのコミュニケーションによって得ているということです。そして、両者のコミュニケーションの媒体となっているのが、体内の「水」である可能性が高いことにも触れました。

体内の水が不足すると、細胞が必要なエンザイムをきちんと作れなくなる理由は、ここにあるのだと思います。

私たちの体を、実年齢以上に老化させる原因は「酸化」です。その酸化に対抗するもっとも強力な抗酸化物質がＳＯＤ・カタラーゼ等のエンザイムですが、その抗酸化物質であるエンザイムを生成するのに、体の細胞内と体の中の常在菌、とくに腸内細菌が大きく関わっているのです。

よい食品を摂り、よい水を充分に摂ると、腸内環境がよくなり、細胞が潤うので、エンザイム・遺伝子（細胞）・微生物（腸内細菌を含む）という三者の「トライアングル・コミュニケーション」がスムーズになります。それは、たんにエンザイムの生産量が増えるということだけではありません。より正確な情報がもたらされることによって、質の高いエンザイムが作られると考えられます。

睡眠時にボディ・エンザイムのリカバリーが行われるのは、ほかの場所で使われるエンザイムを節約し、そのぶん、ミラクル・エンザイムの生成にエネルギーが使われるためでしょう。

睡眠時にボディ・エンザイムのリカバリーが行われているというのは、現時点では私の仮説ですが、いずれ、ミラクル・エンザイムの存在も、睡眠中にエンザイムのリカバリーが行われていることも医学的に証明される日が来ると私は信じています。

最近は、何でも医学的・科学的に証明されなければ信じないという人もいますが、体のこと、生命に関しては、何よりも体の声に真摯に耳を傾けることが大切だと私は思います。

最近、若返りホルモンとして注目を集めている成長ホルモンも、いまでは寝ているあいだに分泌されることがわかっていますが、そのことが医学的に証明されるずっと前から、「寝る子は育つ」といわれていました。これは寝ているあいだに成長ホルモンが分泌されることを、昔の人が経験的に知っていたことを意味します。

何日も寝不足が続くと、肌がみるみる衰え、老けていくのは、誰もが経験していることですが、これは、睡眠がたんに大脳を休ませるためだけにあるのではないことを示しているといえるでしょう。

よい食事とよい水を摂り、そのうえで、充分な睡眠をとること、それがボディ・エンザイムを回復・活性化し、体の酸化を防ぐ基本だと、体は語っているのです。

高齢者にとって「昼寝」は最高の習慣である

私はもう三十年近く、昼食後の昼寝を習慣としています。

最初に昼寝をするようになったのは、あまりにも仕事が忙しく、夜に充分な睡眠をとることができなくなってしまったためでした。食事をした後、眠気が抑えられず、ラクな体勢でほんの十五分から二十分、仮眠をとっただけでしたが、体が驚くほど回復したのを感じました。

たった二十分で、と思われるかもしれませんが、上手にリラックスできれば仮眠でも、充分なリカバリーを得ることができます。さらに、昼寝が習慣化していくと、わずか五分でもぐっすり眠り、体をリカバリーモードに切り替えることができるようになります。

ですから、いまでは眠いと感じたらすぐに、五分でも十分でも横になって休むようにしています。

忙しいスケジュールのなかでも、私が講演活動をこなしたり、音楽やスポーツを楽しんだりすることができているのは、じつはこうした短時間の仮眠を上手に使っているからだと思います。

人間は年をとると、長時間眠ることができなくなっていきます。なぜ長時間続けて眠ることができなくなるのか、理由はわかっていませんが、お年寄りが夜中に目を覚ましてトイレに行ったり、朝早くから目が覚めたりすることはよく知られています。おそらく、交感神経と副交感神経が入れ替わるリズムのスパンが短くなっているのでしょう。

そうであればなおさら、昼寝の習慣は健康維持、若々しさの維持に有効です。

これは私自身の体験でもあるのですが、昼食後の昼寝を習慣化すると、それが自分自身の生活のリズムとして細胞の中に記憶されるのでしょう、短時間の仮眠でのリカバリー力がアップするのです。同じ五分の仮眠でも、普段から習慣化されている人のほうが、回復力が大きいということです。

日本人は勤勉な人がとても多く、年をとってからも昼寝を習慣として生活に取り入れる人はあまり多くありません。しかし、海外では昼寝を生活のなかに取り入れている人たちが大勢います。とくに有名なのが、スペインなどで社会的にも認められている「シエスタ」という昼寝の習慣です。シエスタの習慣が根付いているのは、午後の外気温が高く、労働には不向きな環境の土地だからです。体に負担の大きい時間帯には無理をせず休み、エンザイムをリカバリーさせてから午後の仕事に備える。自然の知恵からできた習慣なのだと思いますが、とても体にいい習慣です。

最近アメリカでも、仕事の合間に三十分程度の短い仮眠をとることが仕事の効率アップにつながるとして、適度な仮眠をとることを社員に奨励する会社が増えてきています。こうした仮眠は、コーネル大学の社会心理学者、ジェームズ・マース氏によって**「パワーナップ（power nap）」**と名付けられ、社会的にも定着しつつあります。

ただし、このパワーナップは、長くても三十分を超えないほうが効果は高いといわれています。三十分を超えないほうがいいというのは、それ以上になると深い眠りに入ってしまい、その人の睡眠のサイクルと合わない時間で起きると、かえってだるさを感じることになるからです。昼寝から起きたときにだるさを感じるという人がときどきいますが、それは自分の眠りのサイクルと仮眠の時間が合っていなかったことを示しています。

昼寝や仮眠はエンザイムのリカバリーにはとても有効です。

ぜひ、みなさんも自分の生活のなかに、上手に昼寝を取り入れて、エンザイムのリカバリー力を高めるようにしてください。

腸にいい食べ物は、脳にもいい

以前日本で、脳によい食べ物として、「DHA(ドコサヘキサエン酸)」を多く含む魚の目や頭が注目されたことがありました。

たしかに魚油に多く含まれるDHAが、脳や人間の体によい影響を与えることは、さまざまな研究からも明らかになっています。しかし、では魚ばかりたくさん食べれば体にいいのかというと、けっしてそんなことはありません。

日本人は、何か一つのものが体にいいと聞くと、そればかりをたくさん摂ろうとする傾向がありますが、それは大きな間違いです。

人間の体は、何かよいものを一つ摂れば全体がよくなるというものではありません。

どんなによい食べ物でも、バランスを崩すほど食べすぎれば必ず健康被害をもたらします。

同じ動物食でも、牛や豚、鶏などの肉に比べれば、魚ははるかに胃腸に与える負担が少ないので、肉の代わりに魚を摂るのはよいのですが、人間が動物食として摂っていい「食事全体の一五%」という枠以上に食べるのは、けっしてよいことではありません。

体によい食べ物を選ぶことはとても大切なことですが、それよりももっと大切なのは、食事全体のバランスをとることです。

現在、脳によいとされている食品は、魚油のほかにもいろいろあります。

まず、アジ、サバ、イワシなどの青魚、そして大豆を原材料とする豆腐、納豆、みそ。ビタミンやミネラルを豊富に含む緑黄色野菜や海藻類。穀物では米と麦がよいことが知られています。

私たち日本人にとっては、どれも珍しいものではなく、昔から食べてきたものばかりですが、海外の人たちが脳によいとして注目しているのは、じつはこうした食べ物なのです。日本食が世界中の人々から健康食として注目されるのは、日本食がこうしたよい食べ物をバランスよく摂れる食事だからなのです。

食べ物は、すべて口から入り、腸で吸収され、全身へと送られます。脳の栄養もすべて腸によってまかなわれています。

何が脳にとっていいのかを考えるうえで、このことはとても大切です。なぜなら、脳の栄養をまかなう腸に悪いものが、脳によい影響を与えるはずがないからです。

私は、胃腸内視鏡外科医としての経験から、長年にわたり、胃腸によい食事を追究してきました。でもそれは、たんに胃腸によいだけではなく、全身の健康にもよいものだということがわかりました。

ここでいう「全身」には、もちろん脳も含まれます。

腸によいものは、脳にもよいということです。逆に、腸に悪いものは、脳にも悪影響をおよぼします。**お酒もたばこも動物食の食べすぎも、腸相を悪くするものはすべて、脳にも悪影響を与えます。**胃腸の流れをよくするために大切な水の摂取も、じつは、脳にとってもっとも大切なことです。

人間の体は全部つながっています。脳だけによいもの、胃腸だけによいものというのは、基本的にはありません。同様に、健康被害をもたらすものは、場所によって影響の大小はあったとしても、やはり全身に悪影響をおよぼすのです。

カフェインの摂取は脳の貯金を減らしていく

第2章で、アルコールが、脳に深刻なダメージを与えることをお話ししましたが、コーヒーやお茶に多く含まれるカフェインも、脳に大きなダメージを与えるので注意が必要です。

まず、カフェインにはアルコールと同じように利尿作用があるので、飲みすぎれば体を脱水させてしまいます。

しかも、カフェインが脳に与えるダメージは脱水だけではありません。カフェインは、細胞内の情報伝達において、セカンドメッセンジャー(二次的な情報伝達物質)としての役割を果たすエンザイム「PDE(ホスホジエステラーゼ)」の働きを阻害してしまいます。つまり、カフェインを多く含むものを摂ると、体内の情報伝達が阻害されてしまう危険があるのです。

しかもこのPDEは、体内の情報伝達のなかでも、とくに脳で行われる学習や記憶のプロセスに関与していることがわかっています。脳の情報伝達をスムーズにするこのエンザイムは、脳の働きにゆとりをもたらす貯金のようなものですから、カフェインは脳の貯金を減らすといってもいいでしょう。

事実、最近の実験では、カフェインの摂取が生体の視覚と記憶分子にダメージを与えることがわかっています。飲水療法を提唱しているバトマンゲリジ医師も、この実験結果を受けて、アルツハイマー患者や学習障害児がカフェインの多い飲み物を飲むことの危険性を強調しています。

アルコールは耐性に個人差があるので、まったく飲まないという人も大勢いますが、コーヒーやお茶はほとんどの日本人が日常的に口にしています。日本ではカフェインの毒性はほとんど認識されていませんが、アメリカなど海外の多くの国では、その危険性は広く認知されています。

アメリカへ旅行をしたことのある人はご存じだと思いますが、向こうでコーヒーを注文すると「キャフェ・オア・デキャフェ？」と聞かれます。これは、カフェイン入りのコーヒーにするか、カフェイン抜き（デキャフェ）にするか確認しているのです。

カフェインに習慣性（中毒性）があることは日本人も知っていますが、カフェインに致死量があることはあまり知られていないようです。カフェインの半数致死量（ある物質をある状態の動物に与えたとき、その半数が死に至る量）は、約二〇〇mg／kg。これは体重五〇〜六〇キログラムの成人が、一〇〜一二グラムのカフェインを摂るとその半数が死ぬ危険性があるということです。

コーヒー一杯に含まれるカフェインの量は、約一〇〇ミリグラムなので、コーヒーをたくさん飲んだからといって死ぬ危険性があるわけではありませんが、カフェインが体に何らかのダメージを与えることは避けられません。

コーヒーを常飲している人は、どうしてもその刺激に鈍感になりますが、私のように普段ほとんどカフェインを摂らない人間がたまに飲むと、体が変化するのが如実にわかります。私の場合は、血圧や眼圧が上昇し、心拍数が上がり、不整脈が自覚できますが、そのほかにも中枢神経興奮作用（精神の高揚・眠気防止／不安・不眠）、筋肉の震え、胃液の分泌促進（消化促進／胃炎を悪化させる）、血中コレステロール（ＬＤＬ、ＴＣ）の増加、大腸蠕動運動の亢進（下痢）などがカフェインの摂取によって引き起こされることが確認されています。

たばこやアルコールやカフェインを摂るということは、脳の恒常性を損なう行為なのです。

人は年をとると、記憶力が低下したり、うまく言葉が出なかったり、体の反応が遅くなったりします。これは情報伝達の機能が低下していることを意味しますが、これも脳の中で働く「脳内エンザイム」とでもいうべきものが不足するからだと考えられます。

大切な脳の貯金PDEを損なわないためにも、カフェインを含む飲み物、食べ物の摂取は控えめを心がけましょう。

では、逆に脳の働きを助ける飲み物はあるのでしょうか。

あります。それは何度も触れた「水」です。いい水は、脳に潤いをもたらすだけでなく、「脳内エンザイム」の働きを助け、活性化させます。

仕事の合間にコーヒーを飲む人が多いのですが、できるだけ水を選ぶことをお勧めします。どうしてもコーヒーを楽しみたいという人は、カフェイン抜きのものにするか、薄めのコーヒーをさらに二~三倍に薄めたものにするとダメージが少なくてすみます。

老化はエンザイムパワーが衰えた証拠である

シワやシミ、白髪など老化の兆候が表れたとき、多くの人はその部分的なケアに力を注ぎます。シミをレーザーで除去したり、シワにヒアルロン酸を注入したり、白髪を染めたりといった具合です。

でも、老化というのは、そうした局所だけで進行するものではありません。見える場所に表れた老化現象を、いくら外側からケアしても、その効果は「焼け石に水」程度のものでしかありません。

老化とはすなわち細胞自体が老化していくことです。そして細胞の老化は、体内が酸化することで進行していきます。

ですから、もっともよいアンチエイジング法は、体の中の抗酸化力、すなわち体内酵素の活性力を高め、体内の酸化を未然に防ぐことなのです。

私たちの体でもっとも抗酸化力が高い物質は「エンザイム」です。**いつまでも若々しい人というのは、エンザイムの力「エンザイムパワー」が強い人だということができます。**

これまで私は、ボディ・エンザイム（体内酵素）の保有量を高めることが、健康な体を維持するために大切だと述べ、いかにすればエンザイムの消耗を防ぐことができるか、ということをお話ししてきました。

しかし、エンザイムパワーはたんにエンザイムの量だけで決まるものではありません。そのエンザイムの質、つまり「活性度」がとても重要なのです。

「少数精鋭」という言葉がありますが、エンザイムも活性度がフルに高まっていれば、少ない量で大きな仕事をこなすことができます。つまり、エンザイムの活性度が高まっていれば、それだけ消耗するエンザイムの量も少なくてすむということです。

しかし、残念なことに、現代人の多くは、もてるエンザイムの能力を一〇パーセント活用していません。

エンザイムの活性を妨げている要因はいろいろありますが、その最大のものは、「血行不良」です。

エンザイムが働くためには、ビタミン、ミネラルといったコエンザイム（補酵素）が必要不可欠です。そうしたものを細胞まで運んでくれるのは血液に代表される体液なのです。その体液がスムーズに流れないと、細胞の機能は著しく低下し、ひどいときには死滅してしまいます。

では、どうすれば血行をよくすることができるのでしょう。

もっとも効果的なのは、充分な量の「水」を飲むことです。

水の摂取が足りないと、その大切な体液の水分量が減り、ドロドロになって流れが悪くなります。さらに水不足が進むと、細胞内に蓄えられている水分が供出されるので、細胞はさらに枯渇し、その機能を失っていきます。

よい水が充分に摂取されていれば、血液に含まれる水分量が安定し、血液がさらさらになるので、体液の流れは自然とよくなります。血行不良の人やむくみのある人は、水分を控える傾向がありますが、逆に充分な量の水を摂ることが、血行をよくし、むくみも改善するということを覚えておいてください。

たばこやアルコールがよくないとされる理由も、血行を悪化させることにあります。アルコールは脱水症状を促し、たばこは直接血管を収縮させます。

老化の象徴ともいえる「白髪」も、頭皮の血行不良が関係していることが

わかっています。白髪は頭皮の毛根部分でメラノサイトを生み出す幹細胞が死滅することで生じますが、血行不良が幹細胞の死滅を引き起こしていたのです。一九九六年に「ブリティッシュ・メディカル・ジャーナル」に発表された、J・G・モーズリー主導の研究によると、**喫煙者に早期の白髪が現れる確率は、非喫煙者の四倍にも上るとされています。**

エンザイムパワーを低下させるもう一つの大きな要因は、体温の低下です。エンザイムがもっとも活性化する温度は、三七~四〇度の間。私たちの体温は、普段は体温調節中枢によって一定に保たれていますが、病気になると、この体温調節中枢から発熱を促す発熱シグナルが出されます。これは、体温を高めることによってエンザイムの活性を促し、免疫力を上げようとしているのです。

体温が〇・五度下がると免疫力は三五%も低下するといわれていますが、これは体温の低下によってエンザイムの活性が失われるからです。最近の研究では、ガン細胞は体温が三五度台のときにもっとも活性化することが報告されています。

最近は平熱が三五度台という低体温の人が、若い女性を中心に増えてきています。彼女らは自分たちの低体温をあまり気にしませんが、**体温が低いと病気になりやすいだけでなく、老化が進むスピードも速くなってしまうと考えたほうがよいでしょう。**普段から自分の平熱を知り、低ければ高める努力をしてください。

低体温は、「正しい食事」と「充分な睡眠・休息」、「正しい呼吸」と「適度な運動」を行うことで改善できます。年をとると、これらはどれも絶対量が少なくなります。食事の量が少なくなったときにもっとも気をつけてほしいのは、やはりバランスです。どうせ少ししか食べないのだからと、好きなものばかり食べるのはよくありません。少ないからこそ、穀物主体のバランスのよい植物食を心がけましょう。

長く眠れない人は、どうしてもエンザイムのリカバリー力が低下するので、生活の中に仮眠や昼寝の習慣を取り入れ、こまめに休むようにしてください。

正しい呼吸は、鼻で行う腹式呼吸です。深呼吸を行うと、体の中から体温が上がるように感じられますが、これは深い呼吸によって多くの酸素が取り込まれ、代謝能力が向上するからです。ただし、同じ腹式呼吸でも口を使ってしまうと、体内の水分の蒸発量が増えてよくないので、呼吸は普段から鼻で行うように心がけてください。

運動は、激しいものはかえってエンザイムの消耗につながるので、軽めのものがよいでしょう。体力のない人は散歩程度でよいので、毎日少しずつ行うことを習慣づけてください。

そしてもう一つ、エンザイムを活性化させるのに欠かせないことがあります。

それは自分自身が幸福だと感じることです。

愛や感謝の念をもち、自分自身を幸福だと感じると、エンザイムはとても活性化します。このことについては、次章で詳しく述べますが、いつまでも若々しくありたいと望むなら、何事にもプラス思考で、積極的に自分を幸せにするための努力を惜しんではいけません。

たしかに老化は細胞が酸化し、衰えることで生じますが、肉体のケアだけしていても、心がハッピーでなければ本当の意味での「健康」や「若々しさ」は得られません。

老化は酸化に対抗する「エンザイムパワー」の衰えです。体と心をケアすることで、内側からエンザイムパワーを高めること、それが最高のアンチエイジング法なのです。

「地球が病気にならない生き方」をしよう

私たちの体を構成する細胞一つひとつの健康が、体全体の影響を受けているように、私たち人間の健康は、環境の影響を受けています。空気や水、そして土壌といった環境の汚染は、そのまま私たちの体内の汚染につながっているのです。

空気汚染には空気清浄器、水の汚染には浄水器と、私たちは自らの健康を環境汚染から守るためにさまざまな工夫をしていますが、それらはすべて対症療法にすぎません。いってみれば、できたシワにヒアルロン酸を注入するのと同じです。根本的な原因にアプローチしないかぎり、問題はけっして根本的には解決しません。

ですから私は、人間が本当の健康を手に入れるためには、人間の生活する環境からクリーンアップすることが必要だと考えています。

環境汚染を考えるうえで、まず真っ先に取り組むべき問題は「土壌汚染」です。

土は、私たちが毎日食べる植物性の食べ物を育む大切な場所です。土壌の汚染は食べ物の汚染に直結します。

それに、大地が生み出すのは、作物だけではありません。天から降ってきた水を浄化し、適度なミネラルを与えてふたたび生み出してくれるのも大地です。つまり土壌は天然の浄水器でもあるのです。

大気を浄化してくれるのも、広い意味では大地です。大気を浄化する木々は大地によって育まれ、大気の汚れを洗い流す雨も大地を循環することで浄化されているからです。

すべては大地を媒介して循環をすることで、浄化されているのです。

地球上の生物も、本来はすべて土壌を媒体とした循環システムの中にあります。大地が育む植物を動物が食べ、その動物が出した排泄物が大地に戻り、大地によって分解され、肥料となって植物の生長を助ける。いま、人間はこうした循環のサイクルから外れてしまいましたが、本来は私たちも大地に還るべき存在なのです。

生物の循環、水の循環、大気の循環、すべてに大地が関与しています。そして、こうした循環を可能にしているのが、土壌の中に生きる土壌細菌たちの存在なのです。

私たち人間の体の中に微生物がたくさん住んでいるように、土壌の中にも微生物がたくさん住んでいます。そして彼らが働くことによって、地球の循環システムは成り立っているのです。

地球は微生物の星だといっても過言ではないほど、ありとあらゆる場所に微生物が生息しています。上は上空一万メートル以上から下は地下数千メートル、海底では深さ一万メートルを超えるくらいまで、一般的な動植物では生存できないような過酷な環境にも微生物はたくさん生息しています。さらに、すべての動植物の中にも、微生物は寄生・共生というかたちで存在しています。

つまり、私たちは微生物の海の中で生きているようなものなのです。

微生物の中で生きている私たちは、その影響を強く受けています。実際、腸内細菌のバランスが少し崩れただけでも、下痢や便秘をしてしまいます。最悪の場合は、微生物のバランスの変化は、さまざまな病気にまで進行してしまいます。

じつは地球も人間の体と同じなのです。

地球上に存在している微生物のバランスが崩れれば、地球の循環システムは狂い、地球自体が病気になってしまいます。環境汚染は、大地に生きる微生物の汚染でもあるのです。

文明が進み、医学はたしかに進歩しているのですが、それとは反比例するように、難病・奇病といわれる病気に苦しむ人が増えてきています。一九七三年の調査では、難病・奇病に苦しむ患者の数は、約一万人といわれていました。それが二〇〇三年の調査では、なんと五十倍の五十万人にも増えているのです。

こうした背景には、電磁波やストレスなど、現代ならではのさまざまな要因もあると思いますが、この急激な難病・奇病の増加には、環境汚染、微生物汚染が深く関与しているのではないかと私は危惧(きぐ)しています。

地球の土壌を汚し、微生物のバランスを崩し、地球を病気に追いやっているのは、私たち人間です。

農業では農薬や化学肥料を大地に撒(ま)き、また工場では化学物質を含む汚水を垂れ流し、処分できないものは大地に埋め立て、ありとあらゆる汚染物質を大地に押しつけてきたことを、私たちは深く反省しなければいけません。

人間は自然から多くのことを学んできましたが、まだまだ人間が知らない自然の摂理はたくさんあるはずです。自分たちの科学ですべてが解明できると思うのは、とんでもないおごりです。もっと自然の摂理に畏敬の念をもち、微生物に対する感謝と思いやりの心をもつべきではないでしょうか。

「地球が病気にならない生き方」をすること。それこそが、本当に「人間が病気にならない生き方」に通じているのだと思います。

微生物との共存がエンザイムパワーを向上させる

微生物は、生命のサイクルが短いので、環境変化や外的な刺激によって、非常に素早くその性質を変化させていきます。

病原菌の例ですが、抗生物質に対する耐性をもった菌「MRSA（メチシリン耐性黄色ブドウ球菌）」も、黄色ブドウ球菌が何度も抗生剤に接したことで、抗生剤に対抗できるよう自らの性質を変化させた結果生まれたものです。いうなれば、人間が抗生剤を与えることで作り出してしまったモンスター菌なのです。

環境に悪影響をおよぼすもの、毒性のあるものを、人間がどんどん土壌に押しつけていけば、土壌細菌はそれに対抗しようとして自らの性質を変えていくことでしょう。そうして生まれた菌が人体にどのような影響を与えるかは、まだ未知数です。もしかしたら、ＭＲＳＡ以上のモンスター菌を作り出してしまう危険性だってあるのです。

現在、難病・奇病が増えつづけている原因の一つに、こうした菌の変化が影響しているのかもしれません。

そうした危険性を少しでも低くするためにも、私たちはできるだけ自然の摂理に合った方法で汚染物質の処理、毒物の分解をするよう、考え方を切り替えていくことが必要だと思います。

では、自然はどのようにして毒物を分解しているのでしょう。

それも私たちの体と同じです。エンザイムで毒性のないものにまで分解していくのです。土壌でその役目を担っているのは、さまざまな土壌細菌たちです。しかも、そうした解毒は、たいていの場合、単独の微生物が行うのではなく、複数の微生物が連携することで大きなパワーを生み出して、行っていると考えられます。

こうした複合微生物が生み出すエンザイムの大きなパワーに注目し、最近では自然界の微生物を上手に使った、人体にも自然界にも無害な製品がいろいろ開発されてきています。

それは、化学薬品を使わず、何百種類という有用菌を培養して作り出した複合微生物の生み出すパワーを活用するものです。このパワーは応用範囲が広く、土壌改良に役立つだけでなく、生活のなかのさまざまな汚れを分解することにも役立ちます。

現在、家庭や工場から出た汚水は、下水を通り、処理場で微生物によって処理され、消毒用の塩素が加えられ自然界へと戻されるのですが、このとき、汚水に界面活性剤などの化学薬品が多く含まれていると、処理に使われる微生物を殺してしまったり、その働きを弱めてしまったりして、うまく処理ができなくなってしまうことがあります。

その点、複合微生物を使った製品は、微生物を殺すことなく、むしろ処理場の微生物たちとも連携して、解毒・浄化作用を高めていくことができるといわれています。

人間は、自分たちにとって有用か否かで、ものの価値を決める傾向があります。

たとえば、私たちの腸内細菌も「善玉菌」と「悪玉菌」に区別し、悪玉菌は悪者扱いされます。しかし、実際には悪玉菌も人体に必要不可欠な菌なのです。腸内のバランスを保つうえで、悪玉菌が増えすぎるとよくないというだけで、なくなっては困る有用菌のはずです。

自然界にいる虫も、人間にとって有益でないものは害虫と呼ばれ、植物も、食べられないもの、無益なものは雑草と呼ばれます。人間がそうした自分本位な考え方をしているかぎり、自然を友とし、微生物と共存することはむずかしいでしょう。

私たちの健康維持のために、多くの微生物が関与しています。その菌たちも、もとをただせば自然界にあったものが、食べ物や呼吸によって体内に取り込まれ、住みついたものです。多くの種類の菌が私たちの体の中に共生していることがわかっていますが、どのような菌がどのようなエンザイムを出し、私たちの健康に貢献してくれているのかは、まだほとんどわかっていません。

日本人は世界的に見ても驚くほどきれい好きな国民です。きれい好きなのはよいのですが、度を越した除菌・滅菌は、かえって自らに必要な菌まで死滅させてしまう恐れがあるので、除菌・滅菌のしすぎはじつはとても危険なのです。

自然界の菌をむやみに殺すことは、自分たちの健康を損なうことにつながります。

微生物たちのもつパワーを大いに活用し、私たちの体の中の微生物も、充分なパワーを出すことができる環境を作っていくことが、環境破壊が叫ばれるいまこそ、大切なのではないでしょうか。

ピアニストは、なぜみんな長生きなのか？

「医者の不養生」という言葉がありますが、どうも私のまわりを見回しても、ドクターには早くから病気を患ったり、定年後のことばかり考えて、早く老け込んでしまったりする人が少なくないようです。

医者は肉体的にも精神的にもとてもハードな仕事なので、エンザイムの消耗がほかの職業の人より激しいせいかもしれません。

そんな医者とは対照的に、長生きの人が多い職業もあります。その代表が音楽家です。世界的な指揮者やピアニスト、ヴァイオリニストなどは、世界中を演奏会で飛び回っているにもかかわらず、高齢でも元気で若々しい方がたくさんいます。

なぜ音楽家に長生きの人が多いのでしょうか。

この問いに、「指先を使っているから」と答える人がいます。たしかに指先の運動は脳を刺激するので、脳内エンザイムの活性化に役立ちます。しかし、それだけの要因で長生きになっているとは思えません。

指先の運動だけで長生きできるのであれば、音楽家でなくてもタイピストや細かい作業をしている人たちも長生きになるはずだからです。医者だって、外科医は繊細な指先の技術が要求される仕事なので、長生きになるはずです。なぜ音楽家が例外的に長生きなのでしょう。

これには、心の問題が大きく関わっていると、私は考えています。

彼らは大好きな音楽を楽しみながら指先を使っているので、エンザイム活性の効果が何倍にも高まっているのではないでしょうか。

私も趣味でフルートや他の楽器を演奏しているのでわかるのですが、音楽を楽しむのはとてもよいストレス発散法といえます。楽器を奏でるだけでも充分楽しいのですが、練習して上手に演奏できるようになると、何ともいえない幸福感に包まれます。

私は仕事が忙しいので、どうしても夜遅くになってからでないとフルートの練習時間がとれません。体は疲れているし、眠たくもなっているのですが、フルートを吹きはじめると、ゆったりとした気分になり、深い幸せを感じます。そうして一時間ほど練習して、幸せな気持ちのまま眠りにつくと、エンザイムパワーが高まっているためでしょう、睡眠時間が短くても、すっきり元気に目覚めることができるのです。

逆に、疲れたからと、フルートの練習もせず、今日は大変だったと思いながら休むと、翌日の目覚めもあまりよくありません。

現代医学では、体と心を別のものとして考える傾向がありますが、両者はけっして分けて考えられるものではありません。いくら体にいいことを実践していても、心がネガティブであれば、エンザイムパワーを充分に引き出すことはできません。

大切なのは心から楽しむことです。

これは音楽に限らず、食事も運動もすべて同じです。

体によいものを食べたとき、「体が喜んでいる気がする」という人がよくいますが、それは正しい感覚です。あなた自身がおいしいと思って楽しめば、体の中の微生物も細胞もすべていっしょになって喜び、エンザイムパワーを高めてくれます。

運動も心から楽しい、気持ちいいと思える範囲で続けると、体に与えるよい影響は、何倍にも増えます。

つまり、エンザイムパワーを高めるもっともよい方法は、体によいことを、心から楽しみながらすることなのです。

体によいことの基本は「七つの健康法」にすべて集約されているので、ぜひ心から楽しみながら実践していただきたいと思います。それがエンザイムパワーを高め、若々しさをいつまでも保つ、もっとも効果的な方法です。

第4章

心が若返れば、体も若返る

開業二日目、マフィアのボスがやってきた

一九七二年二月、その人は、私がクリニックを開業した二日目に来院、通算二十二人目の患者さんでした。

フィラデルフィアからやってきたというその人の服装は黒ずくめ、本人はにっこり笑っていましたが、いっしょにいらっしゃった奥様はにこりともしません。その後ろには、やはり黒ずくめのいかつい男たちが十人ほど従っていました。

その姿は、まるで映画『ゴッドファーザー』から抜け出てきたかのようでした。そう、見るからにマフィアの親分なのです。

さほど広くない待合室に、黒ずくめの男が十人もいたのではほかの方に迷惑なので、お付きの方には外で待っていただき、奥様と本人、二人だけで診察室に入ってもらいました。

「どうかなさいましたか？」

私が聞くと、その人アンジェロ・ブルーノ氏は悪びれもせず、淡々と答えました。

「刑務所に服役していたあいだに、下血が何十回も続いたんだ。出血量が多く、そのたびに五ユニットも六ユニットも輸血をしなくてはならなくてね」

一ユニットは五〇〇ミリリットルですから、一回の輸血量が二・五リットルから三リットルにもおよんだということです。これは相当な輸血量です。

「大学病院で診てもらったが、大腸に憩室がいくつもあるというだけで、どこから出血しているのかわからない。医者は腸を全部切り取るしかないというんだが、どうも信用できない。

で、君の噂を聞いてね。君はおなかを切らずに腸の中を診ることができるそうじゃないか。どこから出血しているのか、診て確かめてくれないか？」

私がコロノスコープにスネヤー・ワイヤーを組み込むことを考案し、世界で初めて開腹せずにポリープの切除手術（ポリペクトミー）に成功したのは一九六九年七月のことです。その後、私の技術を教えてほしいというドクターには、できるだけ時間を作って教えていましたが、腸の中を内視鏡で診るのは、じつはかなりの熟練技術が必要なのです。ましてや、憩室ができているような腸は、かたく狭く、癒着(ゆちゃく)しているケースも多いので、技術が未熟だと腸全体を検査することがむずかしいし、また腸の穿孔(せんこう)をしてしまう恐れさえあります。当時、どんな腸でも診られる技術をもっていたのは、全米でまだ私しかいませんでした。だからこそ、マフィアの親分がわざわざフィラデルフィアから足を運んでやってきたのです。

ナースのなかには、「あの人はマフィアの親分で、何かあると後が大変だから、適当な理由をつけて断ったほうがいい」という人もいましたが、私は医師になるときに、患者を選ぶことだけは絶対にしないと決めていたので、本当はちょっと怖かったのですが、彼の検査を引き受けました。

数日後、彼の腸を診た私はびっくりしました。憩室があることは本人からも聞いていましたし、出血も多かったので、ある程度の状態は予想していたのですが、実際に診た腸相は予想をはるかに上回る悪さだったのです。

S状結腸から下行結腸、上行結腸、横行結腸、そして盲腸に至るまで、憩室が無数に点在しているのです。これでは、出血箇所が特定できなければ、大腸のほとんどすべてを取らなければなりません。

私は慎重に診察していきました。すると、大腸の右側にある上行結腸、肛門から一メートルほど入ったところにかすかな出血のあとが見つかりました。

私は出血箇所が特定できたことを告げ、そのうえで、やはり開腹手術を行い、出血している右側の腸を約三十センチ切除することを勧めました。それは肉体的にはダメージを与えますが、大腸をすべて取ることを考えたら、はるかに小さくてすむことをきちんと説明しました。

私の説明を黙って聞いていたブルーノ夫妻は、即答を避け、翌日また来るといってその日は帰っていきました。

幻に終わった「三つの夢」

当時、私は三十六歳、コロノスコープを使ったポリペクトミーで医学界でも認められたとはいえ、クリニックを開業したばかりのまだまだ若手の医者でした。しかも相手はアメリカでは名の知れたマフィアのボスです。当然、手術は名のある大物外科医に依頼するものだと思い、その日は手術に必要となる診断書を用意するなどして翌日に備えました。

ところが、翌日ブルーノ夫妻の口から出たのは、「私たちは、ドクター・シンヤに外科手術をお願いしたい」というひと言でした。

私は驚いて、「私では経験不足だと思いませんか? ニューヨークには私などより立派で外科手術の腕前のすぐれた先生方が大勢いらっしゃいます。そういう先生に執刀していただいたらいかがですか?」と、尋ねました。

しかしご夫妻は、落ちついた様子でこういうのです。

「ドクター・シンヤのことはすべて調べさせていただきました。レジデント(研修医)のころから教授の下で教授の代わりに実際に手術を執刀されていたそうですね。それに、自分はいろいろな医者に診てもらいましたが、先生のようなライトハンドは初めてです。家内とも充分に話し合って決めたことです。ぜひ、手術をお願いしたい」

「ライトハンド」というのは、処置する手の当たりが非常にソフトでジェントルなことを表現する言葉です。逆に不器用で荒々しいタッチのドクターは「ヘビーハンド」と呼ばれます。

私はこうして、独立してすぐにマフィアのボスの大手術を行うこととなったのです。

ブルーノ氏の年齢は六十五歳、けっして安心して臨める手術ではありませんでしたが、幸いにも手術はとてもうまくいき、彼は順調に回復していきました。

彼の私に対する信頼は厚く、術後のケアから、その後の体調管理まで、若い私の指示にじつによく従ってくれました。

彼は診察のたびにいろいろな話をするようになり、退院して少したったころからは、週末ごとに私を食事に誘うようになっていました。

私と二人でいるときの彼は、とても紳士的で、ユーモアのある魅力的な人物でした。若い私は彼に自分の医学の夢を語り、彼はそれを応援したいとまでいってくれました。

そんなつき合いがさらに一年ほど続いたころでしょうか。いつものように食事をしながら、彼は私にいいました。

「先生のおかげで、私は命拾いをしました。体もすっかりよくなりました。そこで仕事はすべて息子に譲り、自分は第二の人生を妻と穏やかに送ろうと思うのです。これまでの人生を清算する意味でも、かねてから警察に頼まれていた犯罪証言を引き受ける決意もしました。

そう思えるようになったのも先生のおかげです」

私は心から彼の言葉を喜びました。自分の担当した患者が、体をいつくしみ、自分の人生をよりよいものにしたいと思ってくれたのです。

「そこで、先生にはぜひお礼をさせてほしい。世の中でよくいわれる、何でも三つだけ願いが叶(かな)うとしたら、という『三つの夢』というのがあります。先生は三つ願いが叶うとしたら何が欲しいですか？」

聞かれた私は一瞬、「そんなことは結構です」と断りそうになりましたが、食事の席でもあり、彼の男としてのメンツも考え、ジョークとして彼の申し出を楽しむことにしました。

以前、彼の奥様の指に、大きなダイヤモンドが輝いていたことを思い出し、「では、十カラットのダイヤモンドと、フロリダに百エーカーの土地と……」大きく出たものの三つ目が思いつきません。「三つ目は……、次に会うときまでに考えておきましょう」といって、二人で笑いました。

しかし、残念なことに、「次」はやってきませんでした。

それから間もなく、私は彼がフィラデルフィアの自宅の前で狙撃され、命を落としたことを新聞で知ったのです。

結局、ダイヤモンドも百エーカーの土地も楽しい夢のまま終わりましたが、彼はもっとすばらしいものを私に贈ってくれました。それは、心から私を信頼してくれた彼が、知り合いに私のことを話してくれていたことでした。

それほどのドクターならと、彼の死後も多くの人が私のクリニックに信頼を寄せ、来てくれるようになったのです。

せっかく健康になったところでの彼の死はとても残念でしたが、最後になって穏やかな心で天国へ行けた彼は、幸せだったのかもしれないといまでは思っています。

心を開いてくれる人、閉ざしてしまう人

その女性が私のクリニックを訪れたのは、数年前のことです。彼女は四十二歳、自分はロサンジェルスから来た、内科と栄養学を専門とするドクターだと名乗りました。

身なりのきちんとした女性でしたが、年齢よりも少し老け、にこりともしない顔に冷たい印象を受けました。

彼女が私のところへ来たのは、手術不可能な乳ガンを患ってしまったので、私の勧めるサプリメントの処方と、腸の検査をしてもらいたいと思ってのことでした。

女性の乳ガン、男性の前立腺ガンを患う人は、腸相が悪いことが多く、場合によっては、腸にガンができることもあるので、早期の検査を受けることを私が勧めていたのを、彼女は知っていたのです。

幸いなことに、彼女の腸には、まだ深刻な問題は起きていませんでした。しかし、かたくて痙攣(けいれん)の強い大腸は、お世辞にもきれいといえるような腸相ではないことも事実でした。このまま放っておけばさらに悪化するのは確実と思われました。

彼女の腸相は、かたく、狭く、停滞便があり、粘膜も潤いがなく、色も黒くなっていました。私の経験からいうと、こうした腸相は、カッテージチーズのように脂肪分の少ない乳製品を十年以上食べている人によく見られるものでした。

おそらく彼女の食生活もそうしたものなのではないかと思いましたが、一応、「普段はどんなものをよく食べていますか?」と、いつも患者さんにするように質問しました。

すると突然、彼女が怒り出したのです。

「私は一般の患者とは違います。食歴まで答える必要はありません。それに、こういっては何ですが、私は栄養学が専門ですから、あなたより栄養学の勉強をしています」

あまりの剣幕にびっくりしましたが、彼女をなだめるように、「それは失礼しました。でも、私は私のところへいらした患者さん全員に食歴をお聞きしているので、あなたももっと気軽な気持ちで答えてくれませんか?」と、やさしく言葉を継ぎました。

しかし、彼女は最後まで答えようとはしませんでした。

そして、一度も笑顔を見せないまま、サプリメントだけ購入して帰っていきました。

その後、彼女が私のクリニックを訪ねてくることはありませんでした。

おそらく、彼女は一人ですべてを抱え込み、医者なのに病気になった自分を責め、自分で自分を不幸だと思いながら闘病し、天国に行ったのではないかと思います。

あのとき、食事や生活習慣の改善の必要性を理解してもらえれば、その後の彼女の闘病生活は大きく変わったことでしょう。そう思うと残念ですが、心を閉ざしている人を助けることは、医者にもできないのです。

本当に病気を治そうと思うなら、心をオープンにすることが絶対に必要です。

でも、心は自分から開かなければ、けっして開きません。他人が無理にこじ開けることはできないのです。

心を開いてくれたマフィアのボスと、心を閉ざしてしまった女医さん。二人に対する私の対応が違っていたわけではありません。違っていたのは当人の心です。

治癒力と免疫力を高める問診術

私のところへは、ドクターや患者さんの紹介で、どうも調子が悪いので診てほしいという新規の患者さんがよくいらっしゃいます。

検査の結果、ガンなど深刻な病気が見つかったとき、そうした患者さんに私は必ず次のように尋ねます。

「あなたが病気になった原因は、何だと思いますか?」

医者が病気の原因を患者さんに聞くなんて変だと思いますか?

でも、これは患者さんが病気と向き合うために、とても重要なステップなのです。

病気には必ず原因があります。まずそれを自分自身の問題として、きちんと受けとめることが必要です。

このとき、病気の原因が、酒やたばこののみすぎ、不規則な生活やハードな仕事による過労だと感じている人は、比較的素直に自分の口から原因を語ってくれます。

「毎日お酒を飲んでいましたからね」

「いやぁ、たばこがどうしてもやめられなくって」

「ここ数年、仕事がハードでしたから、無理がたたったのかもしれません」

等々。

でも、もしかしたら精神的な問題が病気を招いてしまったのではないかと感じている人は、すぐには口を開こうとはしません。そうしたものはプライベートな問題に関わることも多いので、他人である私に話すのがはばかられるのでしょう。

そういうときは、「どんなことでもいいんですよ。思いきって全部話すと気がラクになることもあります。もし私でよければ時間をとりますから、話してみてください」と、少しでも心を開いてもらえるようにアプローチします。

医者と患者さんとの間には信頼関係が何よりも大切ですが、信頼し合うには、互いに心を開くことが必要です。

ですから私は、普段から患者さんとはできるだけいろいろな話をするように心がけています。私のところに長年通っていらっしゃる方の多くは、治療ではなく検診が目的ですが、ただコロノスコープで検査をして、その結果を「ポリープもガンもありませんでしたよ。ではまた二年後に検査を受けに来てください」と伝えるだけの診療は、私は絶対にしたくないと思っているからです。

医者は体だけ診ればいいというものではないというのが、私のポリシーです。体は半分、あとの半分は、問診を通して心を診ているのです。

それは心が体に大きく影響していることを、知っているからです。

検査結果も、ただ事務的に伝えたのでは、相手の心には響きません。今日診た腸の様子はどうだったのか、それは前回と比べてよい変化だったのか、悪い変化だったのか。よければ相手の改善努力を聞き出して褒め、悪ければ何が原因になっているのか、会話のなかから探っていきます。

「今日診たところ、腸が少し乾いていましたね。お顔を見ると、肌も少し乾燥しているようですが、毎日お水はどのくらい飲んでいますか？

最近、血圧も少し高めではないですか？　水が不足すると、血圧も高くなってしまうんですよ。毎日これくらいは飲むようにしてくださいね」
肉体的な原因がなさそうなときには、相手の近況や、生活に変化がなかったかを聞きます。そのときも、たとえば、ゴルフが好きな人なら、自分が最近まわったコースの話をするなどして、自分のことを語りやすいような雰囲気作りを心がけます。

そうしていると、最初は多くを語らない人も、二度目三度目となるごとに、笑みがよく出るようになり、心の中の思いを素直に語ってくれるようになります。

心を開いてくれた患者さんは、治療がしやすいだけでなく、治療の効果もとても早く表れます。

これは人を信じる心、一つのものを人と分かち合おうとする心が、エンザイムを活性化させ、結果として免疫力を高めているからだと思います。

医者は絶対に余命宣告をしてはいけない

検査結果がどれほど深刻なものだったとしても、私は、けっして患者さんにウソをいいません。たまに家族の方から「本人には本当のことをいわないでください」といわれることもありますが、そういうときには家族の方を説得し、真実をみんなで分かち合うことの大切さを理解してもらうようにします。

それに、不思議なことに、ガンなどの場合、自分の病のことを知り、自分が死ぬかもしれないというところまで含めて、自分の現状を受け入れた人のほうが治癒することが多いのです。

日本語でふさわしい言葉がうまく見つからないのですが、英語ではこの感覚を「アクセプト（accept）」と表現します。自分の状況や運命をあきらめるのではなく、前向きな心で自分の状態を納得して受け入れるという感覚です。

私が、患者さん自身に病気になった原因を語ってもらうようにしているのも、本人が病気をアクセプトしやすくするためです。

ですから私は、どんな病気でも、必ず「告知」します。

告知をすると、患者さんのなかには「先生、私の余命はあとどのくらいですか」という質問をされる人もいます。でもそのときは、はっきりと「私は知りません」と答えます。

余命三か月とか、半年と、医者が患者に告げるシーンがドラマなどでよく見られますが、医者がそういうことをいうのは大きな間違いだと私は考えています。

「あなたの命は、神様から与えられたものです。ですからそれは、神様があなたをいつ天国に呼ぶかという問題であって、私が言及するような問題ではありません」

これが私のいつもの答えです。

私が「告知」をするのは、それが、患者さんがそれからの人生をよりよく生きるために役立つからです。しかし、「余命宣告」は違います。医者が余命を宣告すると、患者さんは「生」ではなく、「死」を受け入れてしまいます。これはとても大きな違いです。

患者さんと医者の間に信頼関係があればあるほど、患者さんは医者の言葉の影響を受けます。

医者の語った余命が的中すると、さすが医者の見立てどおりだといわれますが、もしかしたら、それは患者さんが、医者がいった「三か月」という言葉で、自己暗示をかけてしまった結果かもしれないのです。

人はいつか必ず死にます。

病気になったのは、たんにその人が自分の体をきちんといたわってこなかった結果にすぎません。病気になってしまったのなら、過去を嘆いたりごまかしたりするのではなく、事実を受け入れ、それからの人生をより充実したものにすることのほうが大切です。

前述のマフィアのボス、ブルーノ氏は病と向き合い、健康を回復しましたが、その後間もなく銃で撃たれて亡くなりました。それでも、最後に自分の体をいたわり、新たな人生を歩み出す決意をしたことは、彼の人生にとって大きな意味をもっていたと私は思います。

心はとてつもなく大きな力をもっている

体の持久力やスタミナのことを一般に体力といいますが、体力の源となるのはじつはエンザイムパワーではないかと、私は考えています。エンザイムパワーが衰えると体力も衰え、エンザイムパワーが回復すれば体力も回復するという関係です。

そして、人間が生きていくうえで体力がとても大事なものであるように、心にも「心力」というものがあるのではないか。それが人間を人間たらしめている根源的な力ではないか。そんなふうに思えてならないのです。

心はとてつもなく大きな力をもっています。私が医者になれたのも、私の心が医者になりたいと思ったからです。私が本を書いたのは、本を書いて多くの人に大切なことを伝えたいと私の心が思ったからです。

第1章で、若々しく見える人は、若々しくありたいと望んでいる人だという話をしましたが、これも「心力」の一つの現れです。「心力」は、体の状態に関係なく、瞬間的に出すことができます。自分の気持ちを明確にして目標を定めれば、誰でもその瞬間に発揮できるパワーだということです。

私のいう「心力」は「気力」とは少し違います。気力というのは、もっと体に根ざした、どちらかというと「生命エネルギー」に近いものです。それは人間だけでなく、動物にも植物にも備わっているものです。

そして、体力や気力は、自分一人でも養うことができます。一人で黙々とトレーニングを行えば体力はつきます。瞑想(めいそう)や精神統一、自分にとっての目標を掲げることで、気力はかきたてることができます。

しかし、「心力」はじつは一人では養うことができません。

「心力」は心を開き、自分の中の愛情を周囲の人たちに注ぐことで大きくなる「愛のパワー」だからです。

「心力」が大きな力をもっているのは、「愛」に根ざしているからなのです。

先ほどの「若々しくありたい」というのも、じつは自分のためのものではありません。その証拠に、無人島で一人で暮らす人間は見た目など気にしないでしょう。

私の場合であれば、健康医学・予防医学の医師として患者さんたちから信頼を得るためにも若々しくあることが必要なのです。現役の女優さんや大統領が若々しさを大切にするのも、自分たちが多くの人から「若々しくあること」を期待されていることを知っているからです。

誰かのために願うこと、人と理解し合おうとすること、愛と思いやりがあって初めて、「心力」は発動します。

「おばあちゃん、いつまでも元気でいてね」という孫のひと言、「おまえを信じているよ」という父親の言葉、「あなたを愛しています」という恋人の告白によって、「心力」がかきたてられ、疲れがウソのように払拭された経験は、誰もがしていることと思います。

恋をした女の子が、みるみるきれいになっていくのも、「心力」のおかげです。

若い女性と再婚した初老の男性が、見違えるほど若々しくなるのも、妻のために若々しくありたいと強く欲するからです。

絶望視されていた病気の人が、奇跡的な回復を見せることがありますが、それには必ずといっていいほど、その人の「心力」をかきたてる、周囲からの愛、または周囲への愛が存在しています。

おそらく、愛の力によって、エンザイムが活性化し、その人の体が秘めていた治癒力、回復力が極限まで引き出されるのでしょう。そこで見せる治癒力・回復力は、医師の目から見ても、体力や医学の力より、何倍も強いものです。

みなさんには、「この人のために」という愛を注げる人が何人いるでしょうか。多ければ多いほど、「心力」は強く発動します。

もしも、愛を注げる人間が少ない、またはいないという人がいたら、それはあなたが周囲の人々に心を開いていないことを意味します。自分から人に心を開き、ほほえみかけ、愛のある言葉を伝えるようにしてください。

リタイアをポジティブにとらえる人は若返る

私は七十二歳のいまでも、友人をもてなすときや家族をいたわるときに、よくキッチンに立ちます。

私が初めて台所に立ったのは、小学校に入学した年のことでした。体の弱い母が毎朝早く起きて、私たち姉弟のお弁当を作ってくれているのを見て、少しでも母を助けたいと、朝のごはん炊きをするようになったのです。

いまではお米をといで、目盛りに合わせて水を張り、スイッチをポンと押すだけでごはんが炊き上がりますが、当時といえば、電気釜はおろか、ガス釜もありません。薪（まき）を集めて、竈（かまど）で炊くのです。もちろん火加減はつきっきりで見なければなりません。

小学一年生が、初めて竈でごはんを炊くのですから、最初のうちはもちろん失敗もありました。

でも、失敗しても、母はけっして怒りませんでした。そして、焦げたときには炭を使ってにおいを取る方法を、水加減が少なくかたくなってしまったときにはさかずき一杯のお酒を使ってふっくらと蒸し直す方法を教えてくれました。

私が食に強い関心をもつようになったのも、料理の楽しさ、食事の大切さを母が教えてくれたおかげだと感謝しています。

この毎朝のごはん炊きは、私が小学五年生になるまで、一日も欠かさず続きました。母もとても喜んでくれ、私は自分の思いやりが報われることの幸せを強く感じました。

母を助けたいという思いが、最後には自分の幸せとなって返ってきたのです。

自分のまわりの人に愛を注ぐと、相手を癒すだけでなく、自分まで癒されるのです。

そんな母は、幼い私に毎日のように「野口英世のような立派なお医者さんになってね」といいつづけていました。

私がいまも「より多くの人の健康のために」と、仕事に集中できているのは、あのときの母の言葉に応えたいという思いが、強いモチベーションになっているからです。

人生を豊かにするためには目標設定が大切だといわれます。もちろん、よい目標を掲げることは大切です。私の場合でいえば「どんな病気でも治せるような立派なドクターになる」というのが子供のころからの目標でした。

しかし、医者になるという目標を達成してから今日まで、本当の意味で自分を支えつづけてきてくれたのは「母の期待に応えたい」という愛に根ざしたモチベーションです。

モチベーションにもいろいろなランクがあります。あなたは何がモチベーションになっていますか？

お金、地位、責任感、ときには怒りをモチベーションとする人もいます。

でも、もっとも強いモチベーションとなるのは、私は、永遠に尽きることのない「愛」や「思いやり」の心に根ざしたものだと思っています。

たとえば、大統領が任期を終えた後、急に老け込んでしまうのは、目標達成とともにモチベーションが失われてしまうからです。大統領になるまでは、まずはその地位に就きたいという思い、そして就いてからはしっかりと責任を果たしたいという思いがモチベーションとなり、その人の人生を支えます。しかし、それだと、任期を終え、責任を果たし終えたと思ったとたんに、モチベーションもいっしょに失われてしまいます。多くのサラリーマンが、定年を迎えたときに老け込むのも理由は同じです。

でも、大統領を支えていたのが、「より多くの人の幸せに貢献したい」という愛であれば、たとえ職を辞した後でも、自分のできる範囲で新たな活動を意欲的に行うことでしょう。「史上最強の元大統領」とマスコミにいわれ、ノーベル平和賞を受賞したジミー・カーター氏などは、そのよい見本といえるのではないでしょうか。

ですから、リタイアする場合、それをネガティブにとらえるのではなく、家族のため、自分のため、誰かのために新しいことが始められる時機が来たと、「愛」と「思いやり」の心をもってポジティブにとらえるようにしましょう。そうすれば、老け込むことなく、むしろ若返ることさえできるのです。

「愛のあるセックス」は最高の若返り法

日本人はセックスをタブー視する傾向が強いのですが、もっとセックスをエンジョイすべきだと、私は思っています。

なぜなら、セックスは、「究極の思いやりの行為」だからです。

アメリカではセックスは「メイク・ラブ（make love）」、つまり「愛をつくる」と称します。これはとても美しい表現です。この表現からは、彼らがセックスを自分の人生において、とても大切なものと位置づけていることがうかがえます。

一方日本語には、残念なことですが、性交渉を美しく表現する言葉がありません。それどころか、多くの若者は「エッチ」というじつに残念な表現をします。このエッチの語源には諸説ありますが、もっとも有力なのは「変態(Hentai)」の頭文字をとったものだというもの。愛をつくるのと変態とでは、あまりにも認識が違いすぎます。

日本では、子供ができると「愛の結晶」というのに、そこに至る行為を、なぜ健全で愛に満ちたものとしてとらえようとしないのか、私にはとても不思議です。

最近日本では、夫婦間のセックスレスが問題となっていますが、その原因の一つに、こうしたセックスに対するネガティブな意識が関係しているのではないでしょうか。

アメリカではセックスに関する話題が、ネガティブなものととらえられることは、ほとんどありません。もちろんTPOはありますが、ゴールデンタイムに放送されているテレビの人気トークショーで、セックスの話題が真剣に取り上げられることもよくあります。気心の知れた友人どうしで性の悩みをシェアしたりすることもあります。

健全で愛に満ちたセックスは、その人の人生を豊かにします。

人間として生まれた価値の一つは、「幸福を味わう」ことだと私は思います。セックスは、その幸福感をもたらしてくれるとても重要なものの一つです。

セックスはけっして恥ずべきものではありません。また、子供をもうけるためだけに行うものでもありません。男性と女性が、愛する人のために究極の思いやりをもって行うのがセックスの本当の姿です。

ですから、年齢も関係ありません。

これは日本人には驚くべき数字かもしれませんが、アメリカのハーバード・ヘルス・レターの調査によると、女性は六十代で八一%、七十代で六五%、男性では六十代で九一%、七十代で七九%の人がセックスをしているという結果が出ています。

そして、**セックスをしていると答えた人の九〇%以上が、健康状態はとて**

もいいと答えているのです。

セックスは健康と無関係ではありません。

セックスがホルモンのバランスを整えたり、血流をよくしたりすることは容易に想像できますが、アメリカの女性作家で栄養学者でもあるノーラ・ハイデン氏は、その著書の中で、**セックスライフの充実は、女性の老化現象を防ぎ、若さを保つのに役立つ**とまで述べています。

男性について同様の効果が述べられていないのが、私には少し不満なところですが、これは射精によるエンザイムの消耗が関係しているのでしょう。**中国の房中術に「接して漏らさず」という教えがありますが、これはセックスしても射精はしないようにするということです。**若く、エンザイムがありあまっている年代の人は、あまり気にすることはありませんが、中高年以上の男性にとっては、これはとてもよい教えです。

むやみに射精することさえ控えれば、男性にとっても、セックスはとても有効な若返り法といえると思います。

誤解されるといけないのですが、私は何もむやみに誰とでもいいからセックスをしなさいと、行為そのものを奨励しているわけではありません。

愛し合うカップル、愛し合う夫婦が、互いに愛情を示し合い、心を開き、人生を健康で豊かなものにしていくために、愛のあるセックスが有効だということを、知っていただきたかったのです。

「更年期障害」という診断は当てにならない

閉経期前後の女性には、めまい、急な動悸、冷や汗、血圧の激しい変動、耳鳴り、腹痛、下痢、微熱といったさまざまな不快な症状が出ることがよくあります。しかし、病院に行くと、その多くは「更年期障害ですね」のひと言で片づけられてしまいます。

更年期障害の原因は、一般的には、閉経期に起きるエストロゲンというホルモンの分泌量が変化するためだといわれています。

たしかに、閉経期にそうしたホルモンバランスに変化が生じることは事実ですが、さまざまな症状が表れる原因は、それだけではないと私は思います。

だいたい、どんな症状が出ても、すべて一様に「更年期障害」のひと言で片づけるのはあまりにもいい加減な診断ではないでしょうか。

私は、それぞれに原因があるから、さまざまな症状が出るのだと思います。

更年期障害は、出る人と出ない人がいるうえ、発症する人でも、その症状の程度には大きな差があります。ホルモンバランスの変化だけが原因なら、これほどのばらつきは見られないのではないでしょうか。

この閉経期のころというのは、生理に限らず、体の中のさまざまなものが変化する時期です。たとえば、抗酸化酵素として名高いSODの生成量が減少しはじめるのもこの時期です。

そういう意味でも、この時期はそれまでの不摂生によるダメージが、症状として表れやすい時期だといえます。

現在、生活習慣病と呼ばれている病気の多くは、以前は「成人に発症するから」という理由で成人病と呼ばれていました。それがだんだん若年層でも発症する人が増え、原因を追究していった結果、悪い生活習慣によるものだということが判明し、生活習慣病という名称に改められたのです。

私は、更年期障害もこれと同じように、たんに更年期だから発症するのではなく、不摂生な生活が原因で発症している可能性が高いのではないかと考えています。事実、以前は女性にしか発症しないといわれていた更年期障害が、最近では男性にも見られるようになっています。また、若い女性にも、急激なダイエットの後遺症などで更年期障害と同じ症状が表れるケースがあることも報告されています。

ですから、更年期障害という診断ほど当てにならないものはないのです。問題を引き起こしているのは、年齢ではありません。その人のそれまでの食生活・水の飲み方・排泄(はいせつ)の質・生活習慣のよしあしの結果が表れているだけなのです。

これから更年期を迎えられる方も、現在更年期障害で苦しんでいるという方も、いまからこの本で勧めている健康法を実践して生活改善を行ってください。

体の中にミラクル・エンザイムと水分が充分にあれば、ホルモンの変化もスムーズに進行していきます。本当に健康な人は、更年期障害になることなどないと、私は確信しています。

病気になりやすい性格、なりにくい性格

私は、患者さんと直接お話をする問診の時間を、できるだけ長くとるように心がけています。食歴の調査も、たいていの場合、自分で聞き取りをします。

大勢の患者さんが待っているのに、冗談を交えながら長々と話をしている私に、「先生、食歴の調査なら、私たちがやりますから」とナースにいわれたこともあります。でも、私はたんにデータをとっているだけではないので、これも診療に必要なことだからといって、自分でやりつづけています。

なぜ私がこうしたことをしているのかというと、いろいろな話をすること

で、相手の性格や体質がわかるからなのです。

たとえば、コロノスコープの検査を行う場合、患者さんの精神的、肉体的負担を軽減させるため、私のクリニックではプレメディケーション（前投薬）を行っています。これは麻酔とは違うのですが、体をリラックスさせ、軽い眠りに誘います。

検査が終わった後、検査結果をお話ししながら、「プレメディケーションはいかがでしたか？」と必ず聞きます。そのとき「ええ、とっても気持ちよかったです。こんなにラクで気持ちがいいなら、また受けたいですね」と答える方がいるのですが、じつはこういう方は要注意なのです。なぜなら、プレメディケーションを気持ちいいと感じる人は、薬物やアルコール依存になりやすい人だからです。

ですから、そういう方は、次回のプレメディケーションでは使う薬の量を減らしたり、何か病気になったときでも、薬の処方には細心の注意を払うようにしています。

薬物依存になりやすい方は、アルコール依存にもなりやすいので、食歴を聞くときにも注意して聞き出すことが必要です。頭ごなしに「アルコールは絶対にダメです。すぐにやめてください」などというと、量を少なくごまかして申告する人もいるからです。彼らも心の中では、体によくないということがわかっているので、相手の態度や反応を見て答えを変えてしまうのです。正確なデータを知るためにも、相手の性格や体質を知ることはとても大切なのです。

こうして、いろいろな性格の方にたくさん会っているうちに、性格と病気には大きな関係があることがわかってきました。**私の経験にもとづく印象では、明るくポジティブな人は深刻な病気にかかることはわりと少なく、ネガティブで細かいことにこだわるタイプの人は、病気になりやすいようです。**

ここでは参考までに、イギリスのアイゼンク博士が発表した、性格と病気に関するデータをご紹介しましょう（参考文献『末期がんを克服した医師の抗がん剤拒否のススメ』星野仁彦著、アスコム刊）。

【タイプA】攻撃型（Aggressive）

負けず嫌いでがんばり屋。勉強や仕事に熱心で、いつも時間に追われている感じがあり、ゆっくりくつろいだ時間をもつことができないタイプ。対人関係においては自己主張が強く、強い競争心をもちやすい。

無理をしてでも努力をする傾向が強く、ストレスをため込みやすいために心臓病や高血圧、脳卒中などで死亡する率が高いといわれている。

【タイプB】バランス型（Balance）

中庸を保つことができるのが特徴。時間に対しての切迫感をあまり覚えることがなく、欲望や野心にそれほど執着することもない。二十四時間すべてが仕事という生活は好まず、よい意味でのんきな性格。

【タイプC】ガン型（Cancer）

自分の感情を抑えがちで忍耐強い。悲しみや不安を感じても表情に表すことが少なく、自分の中に抱え込んでしまうタイプ。周囲との調和を優先する「いい人」にこのタイプが多い。

感情を抑えるとストレスがたまりやすくなるため、うつ状態に陥りやすく、結果として免疫力を低下させ、ガンになる確率が高い。

私もアイゼンク博士のこの分類法におおむね賛成です。さて、あなたはどのタイプだったでしょう。

いまからでもけっして遅くはない

たまに、「あれほど健康に気をつかっていたのに、なぜあんな病気になってしまったのだろう」といわれてしまう人がいます。

普段から健康のための運動を心がけ、食べ物は有機栽培の野菜、水は浄水器を通し、サプリメントを何種類も飲んで、ひたすら病気にならないようにしていた「健康オタク」のような人が、ガンになったような場合です。

私の患者さんのなかにも、一生懸命取り組むあまり、「そこまで神経質にならなくても大丈夫ですよ」とアドバイスしてしまう人がいます。

こうした人が病気になってしまうのは、生活習慣や食生活における不摂生が原因ではありません。彼らが病気になってしまった原因は「心の不摂生」です。

心に問題を抱えている人は、いくら体をしっかりとメンテナンスしても、本当の意味での健康にはなれません。心配、不安、悲しみ、ねたみや怒りといったマイナス感情は、エンザイムパワーを低下させてしまうからです。

人が健康になるためには、「幸せ」を感じることが必要なのです。

アンチエイジングも同じです。体のケアも大切ですが、心のケアはそれ以上に大切です。ですから私は、嫌なこと、やりたくないことはいっさいしません。それは仕事でもプライベートでも同じです。

「先生はドクターだからそんなことがいえるが、サラリーマンの自分は、ときには嫌なことでもしなければならないことがあるんです」

こんなふうにおっしゃる患者さんもいますが、本当にそうでしょうか？

きちんと出すべき結果を出していれば、評価してもらい、好きなことができるようになるはずです。きちんと評価してくれない、やりたくないことを強制されるというのであれば、転職も一つの方法です。

私だって最初からいまのような立場にあったわけではありません。大学病院での下積みも経験しています。それでも嫌なことはしませんでした。

そのかわり、自分の満足のため、自分の幸せのためには、人から何もいわれなくても、人一倍の努力をしました。

それはまだ私が、医大を目指して勉強していた十八歳のときのことです。何気なく聞いていたラジオ番組で、相撲の横綱が「横綱になるには右投げも左投げもできなくてはなりません」と語っていたのです。すでに外科医になると決めていた私は、その話を聞いて「よい外科医になるためには右手でも左手でもメスやハサミが使えなければならない」と思い立ち、それから毎晩、紙に書いた線の上を正確に切ったり、縫ったり、注射したりする練習を、左右両方の手が完璧にできるようになるまでしました。

このとき身につけた技術は、のちにレジデント（研修医）として働いたアメリカの病院で、周囲の外科医から「ミラクルハンド」と賞賛されることになりました。

また、私はいまでも毎晩のように英単語のテープを聞きながらベッドに入ります。これは普段使わないようなむずかしい単語を忘れないようにという目的もあるのですが、何十年も続けることができているのは、このテープの発音がとてもきれいで、聞いているのが楽しいからなのです。

フルートの練習をするのも、ゴルフに行くのも、新しい医学のレポートを読み、日々研究するのも、すべては楽しいからです。

ですから、健康維持も、アンチエイジングも、それ自体を目的にするのは、お勧めしません。**人生を豊かにし、健康な体で愛する人と人生を楽しむ手段として、健康法やアンチエイジングはあるのです。**

同じ肉を食べるのでも、「本当は胃腸によくないんだよね」と罪悪感をもちながら食べるのと、心から「ああ、おいしい。幸せ」と思って食べるのとでは、体に対するダメージがまったく違います。

愛に根ざした「心力」のパワーは絶大です。たとえいまあなたが病気だったとしても、すでにさまざまな老化現象が表れていたとしても、「心力」を呼び覚まし、体にいいことを続ければ、必ずよい変化が生まれます。

しかし、感情や心をつねに高い位置で維持することが、実際、かんたんではないのも事実です。ちょっとしたひと言、些細(ささい)な出来事で、私たちの感情は落ち込んでしまいます。でも、体にとって大切なのが、長い目で見たときのバランスのよい食事であるように、心もときには落ち込んでも大丈夫です。

いちばんよいときの自分の心、ハッピーなときの自分の心を記憶しておき、つらいことがあった日は、「たまにはこういう日もあるさ。でも明日はきっといい日になる。自分は幸せだ。自分は大丈夫」と、自分で自分の心をハッピーな方向に向けていけばよいのです。

いまからでもけっして遅くはありません。

あなたのエンザイムパワーがもっとも高まるのは、愛し、感謝し、喜び、楽しんでいるときだということを心に刻み、幸せで楽しい人生を愛する人と味わう努力をしていただきたいと思います。

そして、心の若さとみずみずしい体を取り戻し、これからの人生においてますますご活躍されることを心から願っています。

エピローグ

私はよく同じ夢を見ます。

それは医学部の入学試験を受ける夢です。

ああ、もう受験まで三か月しかない、もっとがんばらなければ、と思いながら必死に受験勉強をしているのですが、夢の中の私は学生ではありません。いまよりはずっと若い青年ではあるのですが、一応、医者として活動しています。それなのに、なぜか必死になって受験勉強をしているのです。

この夢には、私の願望が詰まっています。

医師になって四十数年、医学は日々進歩しています。新しい論文を読み、さまざまな本を読み、個人的に勉強してはいるのですが、忙しい日々のなかで、自分で満足がいくほどの勉強時間をもてないのが現実です。

そのため、私の心の中にはいつも「もっと医学を勉強したい」「医学だけでなく、最先端の知識に触れたい」という強い願望が渦巻いているのです。この夢は、そうした思いの表れだと思っています。

もっと勉強したいと思うのは、新しい知識を得て現在の治療に役立てたいという思いももちろんありますが、それ以上に強いのは、もっと勉強すれば、医学にとってもっとも大切な何かを悟ることができるのではないか、という思いです。

私が目指している医学は、現代医学とは少し道が違います。**現代医学は「病気を治す医学」ですが、私が目指しているのは「健康を保つ医学」です。**病気を治療することはとても大切なことだと思いますが、病気にならないよう予防する方法を知ることは、医学においてもっとも大切なことだと私は考えています。それに、病気を治療する医学は、私でなくても多くの医師がすでに取り組んでいらっしゃいます。

私は胃相・腸相と食歴の関係を調べることによって、胃相・腸相をよくする食習慣と生活習慣が健康維持に役立つことを学びました。そして、学んだことを、自分の身をもって安全性を確かめたうえで、患者さんたちにも指導してきました。

私が医者になった当初は、胃炎も腸のポリープもなぜそんな病気になるのか、原因はわかっていませんでした。わかっていないばかりか、多くの医師は、その原因を探究する気持ちすらもっていなかったのです。

いまでは、多くの医師がこういう食べ物が体によくないとか、動物食を多く食べるとポリープができやすいといった知識をもっていますが、そうしたことがわかるようになったのも、臨床から仮説を立て、その仮説を検証していくという経過をたどったからです。

医学も科学も、すべて最初は仮説からスタートします。

仮説を立て、それを検証することで、初めて人は真実に近づけるのです。

私はいまも目指す医学の道半ばにいます。医師になってから四十数年たちましたが、自分ではまだまだこれからだと思っています。

患者さんたちから学んだこと、自分自身の体が教えてくれたこと、私の仮説はどれも、そうしたものと真摯に向かい合った結果、導き出されたもので、私は確信をもって、この『病気にならない生き方』シリーズを書いてきました。

動物食や乳製品が体によくないという意見をもつ医師は、私のほかにもじつはたくさんいます。私が住むアメリカでは、そのように考える医師が多数派となりつつあることをぜひ知っておいてほしいと思います。人間の体を診たこともない人たちがたとえば「牛乳は完全食品である」と声高に叫んでいるのは、医師の私から見れば滑稽そのものです。

ですから、私の仮説に関心をもたれた医学関係の方には、食べ物と病気の関係について、さらなる研究と検証をしていただきたいと思っています。

エンザイムパワーが、多くの微生物が連携することによって何倍にも高まっていくように、医学も多くの医師が互いに協力し合うことで、より大きな発展が望めるのだと思います。

また、「食べ物」については、これまで『病気にならない生き方』シリーズ刊行時に数多くいただいた「具体的に何を食べればよいのか」という声に応え、本書と同時に『病気にならない生き方　レシピ集』（新谷弘実・新谷尚子共著、サンマーク出版刊）という本を出版しました。こちらと併せて、健康で幸せな人生の一助にしていただければと思います。

「食がその人の健康を作っている」

今後は、この考え方をできるだけ多くの人に知ってもらい、「病気にならない生き方」を実践することが、「地球が病気にならない生き方」にまでつながることを願っています。

単行本　二〇〇八年一月　サンマーク出版刊
肩書き・データは刊行当時のものです。

サンマーク文庫

病気にならない生き方③ 若返り編

2014年1月5日　初版印刷
2014年1月10日　初版発行

著者　新谷弘実
発行人　植木宣隆
発行所　株式会社サンマーク出版
東京都新宿区高田馬場2-16-11
電話 03-5272-3166

フォーマットデザイン　重原 隆
本文DTP　株式会社シーティーイー
印刷・製本　中央精版印刷株式会社

落丁・乱丁本はお取り替えいたします。
定価はカバーに表示してあります。

ISBN978-4-7631-6038-6　C0130

ホームページ　http://www.sunmark.co.jp
携帯サイト　http://www.sunmark.jp